男性健康科普丛书

总主编 **王林辉**

一问一答话

包皮健康与
精索静脉曲张

主编 **周任远**

U0188362

上海市医学会男科专科分会组织编写

上海科学技术出版社

图书在版编目（CIP）数据

一问一答话包皮健康与精索静脉曲张 / 周任远主编 ；
王林辉总主编. -- 上海 ： 上海科学技术出版社，2024.7
（男性健康科普丛书）
ISBN 978-7-5478-6115-8

Ⅰ．①一… Ⅱ．①周… ②王… Ⅲ．①阴茎疾病－诊
疗②精索静脉曲张－诊疗 Ⅳ．①R697

中国国家版本馆CIP数据核字(2023)第048335号

一问一答话包皮健康与精索静脉曲张
主编　　周任远

上海世纪出版(集团)有限公司 出版、发行
上海科学技术出版社
（上海市闵行区号景路 159 弄 A 座 9F－10F）
邮政编码 201101　　www.sstp.cn
上海光扬印务有限公司印刷
开本 889×1194　1/32　印张 3.5
字数：70 千字
2024 年 7 月第 1 版　2024 年 7 月第 1 次印刷
ISBN 978－7－5478－6115－8/R·2725
定价：45.00 元

本书如有缺页、错装或坏损等严重质量问题，请向印刷厂联系调换

　　"男性健康科普丛书"由上海市医学会男科专科分会主任委员王林辉教授组织多家医院的专家共同编写,本书为其中一册。本书包含两部分内容。第一部分精选 97 个问题,介绍了大众比较关心的包皮健康方面的科普知识,包括正常包皮、包皮过长、儿童包茎、包皮环切等;第二部分遴选 70 个问题,阐述了精索静脉曲张的基础知识、诊断、治疗,涵盖精索静脉曲张与生育力的关系、精索静脉结扎、精液分析等。

　　本书内容科学严谨,语言通俗易懂,可读性强,可作为普通大众了解包皮健康和精索静脉曲张的参考书。

| 总主编 | 王林辉 |
| 副总主编 | 刘智勇 |

编委
（按姓氏笔画排序）

| 王　磊 | 王军凯 | 王林辉 |
| 吕拥芬 | 刘智勇 | 周任远 |

主编　　　　周任远

副主编　　　谢　华　　陈慧兴

编者　　　　邓晓俊　　吕逸清　　陈慧兴
（按姓氏笔画排序）　苗　帅　　周任远　　谢　华

现代社会经济高速发展，人们的生活节奏越来越快，来自工作和生活上的双重压力影响着身心健康。在传统的中国家庭中，男性通常扮演着"顶梁柱"的角色，承受着巨大的工作和精神压力，过度劳累、不良生活方式、环境污染等问题，更是时刻威胁着男性的健康。在人口老龄化、出生人口逐年下降的大背景下，男性健康问题已经越来越被大众所重视，如男性不育症、男性性功能障碍、男性更年期综合征、前列腺疾病等各种健康"男"题备受关注。

为了普及男科健康科普知识，上海市医学会男科专科分会组织上海十余家三甲医院的近三十名泌尿外科、男科及生殖医学专家、科普专家共同执笔，以生动易懂的文笔及幽默轻松的风格，将"男性健康科普丛书"呈现给大家。丛书编者们长期工作在临床一线，有着丰富的临床经验，在编写方面，本着严谨、科学的理念，力求将晦涩的医学知识用通俗易懂且准确的语言传递给读者。

本套丛书编写历时近2年，共分为5册。采用一问一答的方式，旨在答疑解惑，让读者正确认识各种男性健康问题，树立男性健康观念，养成良好的生活方式。丛书内容涵盖男童性发育、男性生育力保存、前列腺疾病、精索静脉曲张、男性外生殖器疾病等男科的方方面面，既有专家在临床中遇到的案例，也有患者关心的男科疾病诊治、养生保健问题及其解答，更有男性健康疾病诊治的最新医学进展。

本套丛书的出版，得到了上海市医学会男科专科分会专家们的大力支持。自1996年第一届委员会成立以来，上海市医学会男科分会已走过近 30 年的光辉历程。30 年来,分会一直致力于男科健康科普宣传工作及男科疾病的诊治,在此套丛书出版之际,我谨向上海市医学会男科分会及为该套丛书的编写而辛勤付出的各位专家表示衷心的感谢!

最后,也祝广大男性读者身体健康,家庭幸福!

王耀辉

于上海

包皮健康和精索静脉曲张相关问题越来越受到人们的关注。两者有两大共性:第一,男性从少年到老年都可能遇到的一种疾病;第二,在治疗上都有许多选择,而且不同的医生会有不同看法,以至于对包皮健康和精索静脉曲张的认识存在许多争议。为了让大众能了解相关知识,并且能有一定的判断能力,在王林辉教授的带领下,我们撰写了这本科普书,用通俗的语言,介绍了最新的研究和实践经验。

包皮健康中最有争议的是自愿包皮环切是否有必要。我在美国康奈尔大学医学院纽约长老会医院拜访 Philip S. Li 教授时,得知他在世界卫生组织的监督和比尔及梅琳达·盖茨基金会的支持下,对包皮环切手术的安全性和疾病预防进行了长达 15 年的研究。在充分了解他的研究成果后,结合其他包皮健康相关研究,我们将包皮健康作为一个专题在本书中阐述,共同讨论包皮存在的作用和切除后的受益。特别推荐年轻父母阅读此部分内容,可以对包皮健康有总体认识,从而帮助决定自己的孩子是否需要包皮手术。

随着体检的普及和生育相关问题的增长,因精索静脉曲张就诊的患者也在不断增多。精索静脉曲张是否需要手术、选择何种手术,让患者颇为纠结,尤其是青少年的精索静脉曲张,常会引发家长们的焦虑。本书对以上问题有较为详细的解答。我们特别要提到美国康奈尔大学医学院纽约长老会医院的 Marc Goldstein 教授,他是显微镜下精索静脉曲张结扎手术的先驱,此项手术使手术并发症更少、效果更好,世界各地患者因此而获益。

特别感谢李石华教授为包皮健康相关内容提供的数据和研究成果,感谢谢华教授、吕逸清医生就儿童科普写作提供的非常好的建议,感谢陈慧兴医生、邓晓俊医生、苗帅医生在撰写本书中所做的贡献。

周仕迭

于上海

包皮健康篇

基础知识

包皮问题的诊断

包皮问题的治疗

术后注意事项

精索静脉曲张篇

基础知识

治疗

术后注意事项

包皮健康篇

基础知识

01 ▸ 什么是包皮？

包皮是正常男性婴儿在出生开始覆盖阴茎及阴茎头的皮肤。覆盖阴茎头的部分为双侧的皮肤皱襞，紧贴阴茎头侧称为内板，外露的一侧称为外板。包皮内板在阴茎头腹侧汇成一条条索结构，称为包皮系带，包皮系带可位于阴茎头腹侧正中或略偏于一侧。

02 ▸ 儿童和成人的包皮一样吗？

儿童和成人的包皮不一样。正常情况下，刚出生的男性儿童包皮包住阴茎头，无法上翻显露阴茎头，仅可以看到外板，无法看到包皮内板和系带。随着年龄增长，大多数情况下包皮内板和阴茎头表面逐渐分离，到学龄期（6 岁）前，包皮可以逐渐上翻露出阴茎头。正常情况下，青春期（12 岁）前，包皮可以轻松上翻。在成年男性，平时包皮可以处于完全覆盖阴茎头到阴茎头完全外露的各种状态，但无论何种状态，正常情况下，阴茎勃起时包皮上翻均不受限。

03 ▸ 包皮过长与过短如何判断？

包皮的长短与人种、年龄等因素密切相关，并无一个标准的尺寸。

正常男性儿童或成人不会存在包皮过短的情况。如果在阴茎勃起状态下,包皮不仅将整个阴茎头覆盖,远端还余有数厘米包皮的话,可视为包皮过长。

04 ▸ 包皮有什么生理作用?

包皮能对阴茎头起到一定的保护作用。在新生儿期,包皮可以保护男性的阴茎头免受外界(尿布中的粪便和尿液产生的氨等)刺激;包皮的良好延展性可保护阴茎头免受意外伤害。另外,包皮具有一定的润滑功能,在勃起时包皮内板与系带还具备提供一定程度性快感的作用。

05 ▸ 医疗上包皮有什么作用?

包皮除了上述的保护作用外,医生在治疗某些疾病时会利用自身组织做修复材料。如先天性阴茎与尿道畸形(尿道下裂、尿道上裂、隐匿阴茎等),或尿道外伤等后天原因造成尿道狭窄时,包皮可作为修复缺损尿道的首选材料。

06 ▸ 正常发育的阴茎长度是多少?

男性儿童的阴茎长度与年龄、人种等因素密切相关(表 1)。16～57 岁的中国男性阴茎非勃起状态(自然松弛)下长度平均为 7.42 cm,周长平均为 8.54 cm;充分勃起时长度平均为 12.42 cm,周长为 10.75 cm。

表 1 我国各年龄阶段男童阴茎非勃起状态长度

年龄	阴茎长度(cm)	年龄	阴茎长度(cm)
新生儿	3.18	9 岁	4.3
1~12 个月	3.35	10 岁	4.42
1 岁	3.45	11 岁	4.48
2 岁	3.54	12 岁	5.13
3 岁	3.71	13 岁	5.54
4 岁	3.82	14 岁	6.03
5 岁	3.96	15 岁	6.9
6 岁	4.14	16 岁	7.12
7 岁	4.21	17 岁	7.26
8 岁	4.23	18 岁	7.33

07 ▸ 如何正确测量阴茎长度？

非勃起状态阴茎长度测量方法是:阴茎自然松弛状态下,将阴茎无张力牵拉,使其充分自然伸展,与腹壁垂直。直尺置于阴茎背侧(靠近腹部),顶住阴茎根部的耻骨处,尽量向下按压阴茎根部的脂肪。测量从阴茎头顶端至阴茎根部的距离。同样方法也可测量勃起状态下阴茎长度。

08 ▸ 什么是包茎？

包茎是指包皮将阴茎头完全包裹,上翻包皮无法使包皮口松开、显露阴茎头的状态。包茎分为生理性和病理性两种。正常男孩出生时都存在生理性包茎,这是一种自我保护的现象。新生儿抵抗力差,阴茎头及尿道外口外露容易接触到外界的细菌,包茎可避免引起感染。随着男性儿童生长发育,包皮口逐渐松开,包皮可上翻显露阴茎头。由于反复感染、外伤等情况导致局部包皮口皮肤瘢痕化,不能上翻包皮彻底显露阴茎头,则是病理性包茎。

09 ‣ 包茎会影响阴茎发育吗?

阴茎的发育主要取决于先天(基因)和后天(雄激素水平的调控)的因素。理论上,去除统计差异和人种区别,包茎与否对于阴茎发育情况没有太多相关性。小儿的包茎多属于生理性包茎,不会影响阴茎发育。病理性包茎会导致青春期或成年后阴茎头外露受限,可能发生阴茎勃起疼痛或性交时有疼痛感,但与阴茎长度也没有直接关联。

10 ‣ 儿童包茎会自然痊愈吗?

大多数儿童的包茎是生理现象,随着年龄的增长,包茎状态会自行消失,不需要手术治疗。一般从4~6岁开始,生理性包茎的小朋友的包皮可以逐渐上翻显露阴茎头。在大多数情况下,学龄期(6~12岁)小朋友包皮能逐渐自行上翻,至完全露出阴茎头。但也有部分儿童会持续处于包茎状态,或者因为反复外伤和炎症,导致包茎状态加重变成病理性包茎,这种包茎不会随年龄增长而改善或消失,必要时仍需要手术干预。

11 ▸ 儿童包皮如何清洗？

生理性包茎的小朋友，仅需要在洗澡时清洗包皮外部（外板）。从3岁左右开始，洗澡的时候，家长可以尝试帮助小朋友轻轻上翻包皮；一般5岁左右，家长可以鼓励小朋友自己进行清洗。根据上翻的程度进行清洗，直至包皮可以完全上翻，完整清洗包皮内部（内板）与阴茎头。包皮一般一天清洗一次即可。

具体方式是：每次洗澡时温水清洗包皮时，包皮外部皮肤可以缓慢轻柔地搓洗数次。再轻轻将包皮向阴茎根部方向上撸，阴茎头可以部分或全部外露时，可以同时轻柔搓洗包皮内板。

每天持续清洗包皮可以缓慢扩张包皮口，能促进包皮上翻，加速阴茎头的显露，使局部清洗能够更加彻底。需要注意的是：①要循序渐进，切忌操之过急。包皮口松开是一个过程，低年龄的小朋友，会出现包皮与阴茎头不同程度粘连的现象。开始肯定无法完全将包皮上翻，因此在清洗过程中注意轻柔，包皮粘连会随着年龄增长以及包皮清洗上翻逐渐松开，切勿暴力上翻包皮，避免不必要的包皮裂伤或系带撕裂以及疼痛引起小朋友抗拒上翻包皮。如果出现类似情况，可用棉签或干净的纸巾压迫出血点数分钟，等出血自凝后，使用金霉素或百多邦软膏涂抹受伤部位，通常2~3天即可愈合。②出现包皮炎，特别是包皮口红肿明显时，不要尝试上翻包皮清洗，需要等炎症消退后再尝试。③对于包皮可以上翻，但有明显狭窄环的小朋友，需要注意上翻后及时复位，避免狭窄环嵌顿，一旦家长发现无法帮助小朋友将包皮复位，应尽快由小儿泌尿外科医师进行处理。

一问一答话包皮健康与精索静脉曲张

12 ▸ 包皮过长时如何清洁？

包皮过长不是包茎,大多数学龄期(6岁)小朋友的包皮可以完全上翻显露阴茎头;而小年龄的小朋友,会出现包皮与阴茎头不同程度粘连的现象。包皮过长的清洗和包皮清洗类似,如果能完整、轻松地上翻覆盖在阴茎头上的所有包皮,即能够彻底暴露尿道外口、阴茎头直至冠状沟的位置,则应彻底清洗;如果包皮与阴茎头粘连比较严重,更需要长期坚持尽量上翻,以小朋友可以接受的不适为宜,慢慢使粘连逐渐分开,直至完全暴露阴茎头及冠状沟。

同样,包皮过长的清洁也需要持之以恒。建议家长帮助小朋友或由小朋友自己每天上翻包皮并用清水清洗。尤其是青春期后及成年男性,因皮脂腺分泌旺盛,很容易形成包皮垢堆积,如果不及时清洗,容易引起包皮感染。

对于包皮过长者,最好在每次排尿时,能适当上翻包皮,暴露尿道外口,让尿液能不受包皮阻碍轻松排出,同时预防尿液积聚在过长的包皮与阴茎头之间的间隙里,引起局部异味、皮肤刺激甚至湿疹等卫生问题。

13 ▸ 包皮过长有哪些危害？

包皮过长最大的问题主要是局部的卫生。如果没有注意保持局部干燥清洁,尿液残留在过长的包皮内,包皮内与阴茎头间隙潮湿而容易增加感染风险,导致局部皮肤瘙痒、红肿、破溃,甚至有脓性分泌物(包皮炎),反复发作还可能诱发皮肤瘢痕化甚至恶变(瘢痕包茎)。如果这些皮肤病变影响到阴茎头,使其反复受到刺激,出现炎症甚至自身免疫反应,还会造成尿道开口狭窄等更严重的后果。包皮过长可能会导致成年后阴茎头感觉减退或过度敏感。另外包皮过长虽然不会影响阴茎发育,但包皮外观不满意也可能会引起心理上的不适。

14 ▸ 包皮过长更容易得性病吗?

包皮垢和分泌物在过长的包皮内大量滋生,使得局部温热潮湿,也使得包皮黏膜上皮细胞的防御能力降低,病毒或病原体感染往往累及包皮,而包皮内板富含朗格汉斯细胞,极容易被病毒入侵。男性进行包皮环切术可以减少单纯疱疹病毒(HSV)和人类免疫缺陷病毒(又称艾滋病病毒,HIV)的感染风险。有证据表明,包皮过长是男性人乳头状瘤病毒(HPV)感染的重要危险因素,对 HPV 结果为阳性的女性患者的丈夫进行调查,发现包皮过长者 HPV 感染率较正常者升高。包皮过长如果不注意清洗,会大大增加 HPV 侵入、生长的机会。国外研究者发现,软下疳感染的男性中,未行包皮环切术的男性感染率最高。

15 ▸ 包茎有哪些危害?

无论是儿童还是成人,持续存在的包茎可能会引起一些健康问题。

(1)感染:排尿时,包茎往往因尿液无法畅快、彻底排出包皮而可能有部分滞留在包皮与阴茎头形成的腔隙内,容易引起包皮口部分长期潮湿,导致局部皮肤(包括包皮与阴囊,甚至腹股沟)受潮,进而引起湿疹等皮肤疾病。同时,由于包皮与阴茎头形成腔隙是一个相对封闭的潮湿环境,一旦有细菌进入,容易造成细菌滞留和繁殖,从而导致包皮与阴茎头发炎,表现为包皮红肿疼痛,甚至有脓性分泌物流出。

（2）排尿异常:包茎的包皮开口有时会呈针尖样改变,尿液从尿道口排出时容易受到包皮开口的阻挡,增加了排尿阻力。如果这个阻力过大时,尤其是当存在膀胱输尿管反流等先天性尿路畸形时,可能会增加损害膀胱甚至肾脏功能的风险。

（3）成年后可能影响性生活:持续存在的包茎会引起成人阴茎头感觉异常,同时伴有勃起疼痛或性交时包皮不适感,从而影响性生活质量。

16 ▸ 包皮过长或包茎会影响性生活吗?

包皮过长或包茎时,如果不注意定期清洁包皮内的分泌物,可形成包皮垢或引起龟头炎及包皮炎。反复发作的包皮阴茎头炎容易导致阴茎头与包皮粘连,从而引起成年后性交疼痛和早泄。这不仅会造成夫妻间性生活不和谐,还可能导致心理性性功能障碍。包皮过长或包茎也会引起成年男性慢性前列腺炎、慢性精囊炎,这些炎症可能会引起血精、射精疼痛,从而影响患者性生活。包皮过长或包茎的成年男性性生活后可能出现包皮嵌顿,造成其对性生活的畏惧。另外,包皮过长增加了性病及女性生殖道感染的风险,可能造成女性对性生活的意愿和配合度降低。

17 ▸ 包皮反复发炎会癌变吗?

成人反复包皮阴茎头炎存在癌变的可能,儿童基本不存在包皮癌变的可能。长期包茎容易引起包皮阴茎头炎症,并且随着炎症次数增多或程度加重,包皮口的皮肤会逐渐失去弹性而瘢痕化,这样更加加重了包皮口的粘连与封闭,尿液更难排出包皮与阴茎头间的腔隙,增加细菌繁殖的机会,又为下一次感染创造了条件,形成了一种恶性循环。而反反复复的炎症与尿液刺激,使包皮与阴茎头长期处于亚健康状态,到一定程度就可能引起癌变。因此,60 岁以上的长期包茎或包皮过长患者被认为是阴茎癌的高危人群,如果成年包茎患者发现包皮前端不明原因滴血、肿胀,甚至扪及肿块,就应当高度怀疑阴茎癌变可能,及时显露阴茎头并对显露的肿物进行活检。

18 ▸ 引起包皮龟头炎的原因有哪些?

引起包皮龟头炎最大的危险因素是长期包茎或包皮过长,无法保持清洁卫生的状态。这种状态下,有一部分包皮内板与阴茎头无法彻底清洗,细菌及其他微生物很容易进入这些"死角",并且长期包茎很容易使尿垢堆积在"死角"内,在这种潮湿且利于细菌繁殖的环境中,极易发生包皮龟头炎。

包皮龟头炎的另一个诱发因素是局部长时间大量接触病原体。多见于穿开裆裤的儿童,当小朋友蹲坐在地上时,包皮可能直接与地面接触,增加了细菌进入包皮与阴茎头间腔隙的机会。在成人则是多见于长期不清洁会阴部,甚至有不洁性交史者。

19 ▸ 为什么说包皮健康会影响性伴侣?

包茎或包皮过长不仅影响男性健康,对其性伴侣也会造成影响。2002 年,多国学者通过对 1 913 对夫妻调查发现,包皮环切男性的人乳头瘤病毒(HPV)感染率比未行包皮环切的男性降低了 72% ,其配偶的宫颈癌发生率也降低了。2008年,美国科学家对夏威夷大学学生进行调查,发现包皮环切者阴茎头和冠状沟HPV检出率较未行包皮环切的男性明显下降,尤其是高危型HPV(如HPV16和HPV18等)。而HPV,尤其是HPV16、HPV18是宫颈癌的病原体。男性感染者多不表现明显症状,但传染给女性后,引起女性宫颈癌。多项研究表明,男性包皮环切者的软下疳和梅毒发生率要低得多,还可有效减少单纯疱疹病毒2(HSV2)的感染率。在非洲,科学家研究也证明男性包皮环切者的生殖系统溃疡性性传播疾病的发生率减少了48%。男性包皮环切后,女方的生殖道炎症和阴道感染明显减少。国内也有学者发现,包皮过长男性,其配偶生殖道炎症发生率远高于非包皮过长者配偶,这说明包皮过长是导致配偶生殖道炎症的原因之一。我国对女方宫颈炎病因学的调查证实,男性包皮卫生状态对慢性宫颈炎的发病起着重要作用。正因为如此,包皮健康也会影响性伴侣的健康,男性包皮环切可提高女性的生殖健康水平。

20 ▸ 为什么说包皮环切是预防艾滋病的"外科疫苗"?

已经有多项研究显示,包皮环切能降低HIV的感染率。2005—2007年期间,法国和美国的科学家做了大规模的随机对照研究,表明男性包皮环切能使HIV自女性传染给男性的比例降低60%左右。这一成果是艾滋病预防历史上一个重要的里程碑,证明男性包皮环切术应该是一种有效的阻止HIV感染的方法。通过数学模型计算,推广包皮环切可使撒哈拉以南非洲地区在今后的20年内,减少570万人感染HIV,并减少300万人的死亡。男性包皮环切是十分重要且非常有效的预防HIV感染蔓延的手段,因此有学者称之为预防艾滋病的"外科疫苗"。当然男性包皮环切并不能完全阻断HIV的异性传播,推广男性包皮环切应该作为预防男性 HIV 异性性传播的重要措施之一。

21 ‣ 男方包皮过长会引起女性尿路感染吗?

研究表明,性交及性交频率是育龄期女性尿路感染的高危因素,与其性伴侣包皮过长是否有相关性目前尚无研究定论。虽然有证据表明,包皮过长与男性尿路感染及女性生殖道感染有关,但包皮过长与女性尿路感染是否相关尚待调查研究。

包皮问题的诊断

22 ▸ 看不到阴茎头是否就是包茎?

只有当主动上翻包皮却无法显露阴茎头的情况下,才能确诊为包茎。大年龄男童或阴茎松弛的成年男性,正常情况下包皮也可能会覆盖整个或者大部分阴茎头,成年男性只有当阴茎充分勃起时,包皮才会自动或主动轻松上翻显露出整个阴茎头,这些情况都不是包茎。

23 ▸ 包皮怎么会"鼓包"?

包茎或者包皮开口极为狭窄的男孩在排尿时,由于尿液瞬间排出的量超过包皮外口能够排泄的最大量,导致尿液无法完全排出,不同程度地滞留在包皮与阴茎头的间隙,如果包皮远端弹性大、延展性好,尿液在间隙里滞留越来越多,将间隙越撑越大,从外观上就能很明显地观察到阴茎头位置的包皮在排尿时会像吹气球一样鼓起一个大包,随着排尿结束,这个包才会逐渐消退下去。包茎非常严重者会出现有时排尿完还有明显的"鼓包"现象,需要摁压局部包皮,促使积存在包皮间隙中的尿液流出,才能使包块消失。

出现"鼓包"的现象说明包皮外口过于狭小,延展性不足,有研究发现,排尿时包皮"鼓包"的学龄期包茎小朋友,其尿流率(反映排尿功能的一种检查)参数明显低于不"鼓包"的同年龄小朋友。排尿时"鼓包"的情况可以随着包皮逐渐上翻好转,但也有成人因长期包皮

"鼓起"引起膀胱功能及肾积水的病例报道。

24 ▸ 儿童包茎与成人包茎有何不同?

儿童包茎与成人包茎最大的区别在于:儿童的包茎有相当大的可能性出现缓解或自愈,随着年龄增加、包皮与阴茎发育,包皮口可能会逐渐自行松开,与阴茎头的粘连也逐步发生分离,最终显露出大部分甚至全部阴茎头;而成人由于发育已经停止,包茎不可能自愈。

由于儿童的包茎多数为生理性包茎,皮肤弹性较好,可以通过主动上翻包皮的方法解除包茎状态,而成人则多数因为局部出现过感染或外伤,包皮外口失去弹性甚至瘢痕化,从而变得僵硬,包皮口难以扩张,医学上称为病理性包茎,必须通过手术才能解决包茎问题。

25 ▸ 如何分辨包皮过长与包茎?

在阴茎自然松弛的状态下,包茎与包皮过长都可以覆盖阴茎头。但包茎无论是在阴茎自然松弛或勃起状态下,包皮都会紧紧包裹阴茎头,甚至在阴茎勃起时出现包裹阴茎头的包皮紧绷的现象;反之如果包皮没有紧紧包裹阴茎头,尤其是在阴茎勃起状态下,阴茎头远端还余有数厘米包皮,则要考虑为包皮过长。

另一方面,包茎无法通过上翻包皮显露部分或整个阴茎头,而包皮过长往往可以通过上翻或在勃起状态下显露部分或整个阴茎头。如果因为包皮过长不注意清洁引起反复感染及湿疹等疾患,导致包皮外口再度狭窄,阴茎头外露困难,包皮过长也会转变为病理性包茎。

26 ▸ 什么是包皮龟头炎？

包皮龟头炎是指因为长期包茎或包皮过长，或者接触到不洁环境与物体，局部滋养产生大量细菌，导致包皮及阴茎头发炎的情况。最常见的表现为部分包皮（特别是靠近阴茎头与尿道开口的地方）或者整个阴茎皮肤红肿、疼痛，如尚能翻开一部分包皮外口，也可能会观察到阴茎头部分红肿伴糜烂样改变。随着病程迁延，还可能有黄色或绿色的脓性分泌物从包皮外口处间断流出。但患者一般无明显尿路刺激症状，仅在触碰包皮时有明显疼痛。通常病程会持续5～7天后自愈，局部用药可以加速康复。但痊愈后如不改变和去除危险因素，如包茎、不注意个人卫生等，包皮龟头炎很容易再次复发，且可能呈逐步加重的态势。成人反复包皮龟头炎又是引起阴茎癌的重要诱因，故对于这种情况一定要重视并加以妥善诊治。

27 ▸ 龟头红肿是否就是包皮龟头炎？

包皮龟头炎最常见的表现就是靠近阴茎头处的包皮红肿、疼痛，同时部分或全部阴茎头也会出现红肿、触痛，甚至糜烂样改变。需要强调的是，阴茎头出现异常红肿并非就一定是细菌感染引起的炎症，很多其他病因同样会引起类似症状。

包皮龟头炎最常见的原因是包皮过长的男性不注意个人卫生，尤其是排尿后没有彻底清理包皮，导致包皮内板、阴茎头长期处于闷热潮湿的环境，从而诱发局部湿疹，具体表现为受累皮肤红肿并呈丘疹样改变，严重时会有黄色或血性分泌物，患者会有明显瘙痒、疼痛感觉。

其次是外伤，包括撞击、挤压或者成人性生活不当等情况均可引起。由于包皮的保护作用,很多患者在受伤时可能并无感觉,直到翻开包皮外露阴茎头时才有明显疼痛感,受伤处阴茎头可能有表皮破损脱落的情况,同时伴有血痂或分泌物。

阴茎部位红肿还常见于各种过敏反应,一般有明确过敏原接触史,除了包皮与阴茎头红肿之外,全身其他皮肤也会出现类似改变;也有成人对避孕套等节育用品过敏,仅表现为接触部位红肿,全身并无明显症状。

28 ▸ 包皮内有白色分泌物正常吗?

从出生后不久开始,男性包皮内就时常可见白色豆腐渣样的分泌物,很多人将之作为感染的一种表现,但实际上这是正常的生理现象。男性的包皮内板本身具备一定的分泌功能,包皮和阴茎头组织新陈代谢较快,常伴有细胞脱落,如果存在包茎,小便后尿液无法彻底排出包皮与阴茎头的间隙,积存在局部皮肤表面,与上述的物质混合在一起,就会形成这些白色分泌物,即所谓的"包皮垢"。包皮垢会大量积聚在包皮之下,形成大小不一的块状物,不少人会误以为长了"肿瘤"而慌忙就医,实际上并无大碍。儿童时期的包皮垢还可能有助于包皮粘连的分离。有些情况下,特别是不注意局部卫生,这些分泌物有助于细菌繁殖,从而诱发包皮龟头炎。所以,从卫生角度而言,应该每天清洗包皮1～2次,尽量不要让这些分泌物积聚。对处于粘连在包皮与阴茎头间隙内的包皮垢,在包皮粘连解除后,包皮垢可以自行脱落或清洗后脱落。

29 ▸ 包皮红肿、瘙痒是怎么回事?

在不注意平时包皮卫生清洁的情况下,比如排尿后包皮内尿液残留,导致包皮内板、阴茎头长期处于闷热潮湿的环境,可诱发局部湿疹。具体表现为受累皮肤红肿并呈丘疹样改变,严重时会有黄色或血性分泌物。患者可能会有明显的瘙痒、疼痛感。其次,在感染或过敏的情况下,包皮也很容易出现类似红肿、瘙痒的情况。

需要指出的是,很多人误以为包皮可以上翻或做过包皮环切手术后就不会再出现类似情况,不用注意平时的包皮卫生,但实际上若局部卫生没有做好,包皮还是可能会出现红肿、瘙痒。因此注意包皮卫生,应该持之以恒,长期不懈。

30 · 什么是包皮嵌顿?

包皮嵌顿的发病基础是男性存在包茎或包皮外口较为狭小,这种情况下如果将包皮强行上翻至冠状沟的近端,使阴茎头大部分或全部显露时,会出现明显的狭窄环,增加包皮退回时通过膨大阴茎头的困难。若不及时将包皮退回复位,由于狭窄环束缚,阻碍包皮远端和阴茎头的血液回流,远端的阴茎头和包皮内板会进一步充血扩张,使得包皮更加难以复位,从而形成恶性循环。

嵌顿包茎多见于父母在尝试给小朋友上翻包皮的过程中;或者小朋友因好奇而自行将包皮上翻后;或者因没有经验的医生给小朋友上翻包皮时,操作手法不正确造成狭窄环和(或)复位不及时。

31 · 包皮嵌顿有何危害?

嵌顿包茎的典型临床表现为包皮内板与阴茎头明显水肿,可伴有阴茎与阴茎头明显疼痛,包皮外板与水肿的包皮内板交界处可见紧箍的包皮狭窄环,并且有局部皮肤皱裂。肿胀程度常与年龄、嵌顿时间、嵌顿后血液回流程度等相关。表现为阴茎持续性疼痛,甚至逐渐加重。若不及时就诊可能会导致狭窄环远端的包皮与阴茎头缺血、坏死,此时患者会出现包皮水肿和(或)阴茎头颜色青紫,甚至发黑。

如果出现包皮嵌顿,在水肿还不严重的时候可以尝试自行手法复位。如果感觉自行复位困难,建议尽快到医院由小儿泌尿外科医生(儿童)或成人男科或成人泌尿外科医师(成人)进行专业的手法复位。如专科医师判断无法通过手法复位解决包皮嵌顿,需要尽快进行手术,切开包皮狭窄环以松解嵌顿,避免包皮水肿与阴茎头坏死。

包皮问题的治疗

32 ▸ 包皮环切术的历史

最早有关包皮环切术的文献出自古埃及,在第六王朝 Ankhmahor 法老的陵墓壁画中出现过割包皮的男性,同时期的浮雕作品描绘了一名成人男性以立姿接受割礼。古埃及象形文字以一个割包皮或勃起的男性生殖器官代表阴茎。留存到现代的木乃伊,其包皮已经被割除。

33 ▸ 世界各国接受包皮环切术的情况如何?

据世界卫生组织报道,全球约 30% 的男子实施了包皮环切。迄今为止,世界多国仍提倡包皮环切术。20 世纪 70 年代早期,加拿大约有 40%、美国约有 80% 的新生儿实行包皮环切手术。1971 年,由于美国儿科学会认为没有足够的证据证明包皮环切对健康有好处,不支持新生儿常规做包皮环切手术;至 20 世纪 80 年代中期,美国包皮环切手术率降到约 60%;1989 年,由于有新证据证明不做包皮环切与各种疾病风险有关,美国儿科学会又修正了意见,因此美国儿童的包皮环切手术率再次增加。

由于社会经济状况、文化和宗教的差别,不同人群和地区在包皮环切手术的选择方面有很大区别。在非洲,北非和西非的包皮环切率很高,而南部非洲很低。在一些发达国家,包皮环切手术率很高,美国居发达国家之首,达 84% ～89% ,新生儿包皮环切率为 76% ～92% ,西部地区较低,东部地区较高。北美中加拿大包皮环切率也较低。中南美洲则很低。

在亚洲,韩国的包皮环切手术率最高,约为 84% ;中国内地尚未有包皮环切手术较准确的数据,估计在 20% ～25% 。

34 ▸ 什么情况需要包皮环切?

除了宗教、文化等影响包皮环切手术的选择外,是否需要做包皮手术,应根据年龄、包皮的长度、包皮能否外翻、包皮开口是否狭窄,以及是否反复发生包皮炎或尿路感染等情况而定。

成人包茎或包皮口狭窄一律建议尽早完成包皮环切。

儿童一般存在以下情况时可以考虑行包皮环切术:①年龄大于 6 岁而尚未自行解除包茎状态;②病理性包茎;③反复尿路感染,尤其合并膀胱输尿管反流等先天性尿路畸形;④反复发生包皮炎、阴茎头炎;⑤包皮嵌顿无法手法复位。

对于包皮过长不能保证局部卫生或包皮口狭窄导致包皮上翻受限的,也可以考虑进行包皮环切。

35 ▸ 什么情况不能包皮环切?

①手术区域正在发生急性炎症反应(包皮炎、阴茎头炎、外阴炎等),或有急性尿路感染的,必须等炎症消退后才能施行手术;②合并严重外生殖器畸形(隐匿性阴茎、尿道上裂、尿道下裂等),不适合进行单纯的包皮环切手术,必须优先考虑外生殖器畸形的修复(包皮可作为修复的材料),以免切除过多的包皮;甚至在准备包皮环切手术

过程中发现了外生殖畸形的情况,可以暂缓包皮环切手术,待专业的泌尿外科医生做好评估和规划后,再进行手术矫治;③患有其他严重的器官或系统疾病时(严重凝血功能障碍未纠正、糖尿病血糖控制不佳等),应先处理好相应的疾病,降低麻醉及手术风险(术中出血、伤口愈合不良等),等稳定后再进行包皮环切手术。

36 ▸ 包皮环切术都有哪些方式?

(1) 手术切除:平卧位后清洗消毒,局部麻醉,有包皮口狭窄及包皮与阴茎头粘连者,先用止血钳扩大包皮口后分离粘连,背侧切开,用剪刀沿探针槽剪开包皮内、外板,包皮内板也应剪至距冠状沟缘约0.5 cm处,切除多余包皮后将包皮内、外板对齐,止血后可吸收线缝合内外板并加压包扎。

(2) 切割吻合器包皮环切:手术操作准备与传统环切术相同。切割吻合器是一种医疗器械,用于辅助行包皮环切手术,可代替人体手工切割与缝合的过程,使用吻合器可一次成型,将包皮切割与缝合一次完成,类似订书机,不过吻合器使用的是钛钉。在手术后15天左右,钛钉可自行脱落,随后伤口缓慢自动愈合。

(3) 商环包皮环切:手术操作准备与传统环切术相同。商环是一种包皮环切的器械,它由一个内环和一个外环两部分组成,内环较小,可以放在包皮内腔里面,外环稍大,放置于包皮外周。手术时,选好要切除的长度后,将内环放入包皮腔内并固定,外环也环形固定于包皮外周,切除多余包皮之后用一内一外两个环把包皮固定住并锁紧,这样两环中间的包皮就会逐渐缺血坏死,一般2~3周后会自然脱落,达到手术切割的效果,无需缝合。

37 ▸ 目前世界卫生组织推荐哪几种包皮环切方法？

2008年,世界卫生组织(WHO)公布了局部麻醉下男性包皮环切操作手册,手册详细介绍了可以应用于成年人和青少年的3种传统外科手术方法和5种包皮环切装置。其中3种外科手术方法是:袖套法(sleeve method)、镊子引导法(forceps-guided method)、背侧切开法(dorsal-slit method)。5种包皮环切装置是:Tara钳(马来西亚)、巧钳(韩国)、Zhenxi环(韩国)、商环(中国)和宏图一次性包皮环扎器(中国)。

包皮环切装置中,又以中国商环的表现十分亮眼。WHO成年男性包皮环切新器械临床评估指南要求每一个装置都必须有严格的手术安全性和满意度研究,要求有以下3点:①提供器械容易使用和操作初始数据的概念性研究;②与WHO推荐的男性包皮环切方法比较的随机对照研究;③在常规提供服务条件下的非比较性现场研究。

2013年,WHO按照指南要求,组织WHO技术顾问组(TAG)对中国商环开展一系列的评估,根据来自中国和非洲3个国家(肯尼亚、乌干达、赞比亚)的临床数据,进行了商环安全性、有效性和可接受性评估,最终TAG达成共识,商环满足了评估男性包皮环切器框架文件设定的要求,并将评估方法和结果写入WHO采用包皮环切装置中,同意商环大规模用于成人包皮环切以预防艾滋病。

38 ▸ 自愿包皮环切与疾病包皮环切有何不同？

自愿包皮环切与疾病包皮环切最大的不同在于手术前包皮是否存在疾病,如包茎、包皮龟头炎、包皮嵌顿、包皮尖锐湿疣等。自愿包皮环切是一种主动、预防性的手术:包皮组织健康,相信包皮环切术后可以获益,主动选择了包皮环切手术。而疾病包皮环切是一种被动、治疗性的手术:接受手术者的包皮患有疾病,手术是治疗疾病的一种方式,若不手术会影响患者生活质量及身心健康。

既然自愿包皮环切是一种预防性的手术,患者本身的包皮并没有疾病,也没有不适感,也就对医生提出了更高的要求,医生们必须小心翼翼地完成此类手术,避免并发症的发生,确保安全性,让患者手术后具有非常高的满意度。

39 ▸ 自愿包皮环切有哪些好处?

既然自愿包皮环切是一种预防性的手术,接受手术的患者包皮并没有不适感,为什么要主动手术自讨苦吃呢?这除了宗教割礼的原因,是因为相信手术后能够获益。

下面我们就介绍自愿包皮环切的六大好处。第一是更干净、美观,更受性伴侣的接纳。有问卷调查显示,女性认为包皮环切后的阴茎更干净、更美观,她们更有安全感。干净不仅是包皮垢减少,而且包皮龟头红肿、龟裂的发生减少。

第二,减少自己感染性传播性疾病的可能性。包皮环切 6 个月后,若不慎与艾滋病女性发生关系,可以降低 60% 的感染概率;除了预防艾滋病,包皮环切后还可以预防淋病、梅毒等性传播性疾病,但对预防支原体和衣原体感染帮助不大。

第三,减少男性患阴茎癌、前列腺癌的概率。因为包皮垢导致的反复感染是阴茎癌和前列腺癌的重要病因,包皮环切可以降低阴茎癌和前列腺癌的发病率。

第四,保护男性军人的战斗力。包皮疾病是影响军人战斗的很重要的因素,却常被忽视。当出现包皮龟头炎或阴茎瘙痒、溃破、疼痛时,军人的战斗力马上就下降,而自愿包皮环切可以明显降低此类情况发生。

第五，保护男性的生殖能力，因为包皮环切后可明显改变细菌和病毒滋生的环境，降低生殖道感染的机会，减少发生睾丸附睾炎、输精管梗阻的机会，也就保护了生殖功能。

第六，保护妻子或性伴侣降低宫颈癌发生的风险，因为包皮环切可以明显减少男性龟头 HPV 病毒，而 HPV 病毒感染是女性宫颈癌的主要致病因素，当夫妻一方减少 HPV 病毒的携带后，另一方的治疗就有更好的效果，避免了交叉感染，明显降低宫颈癌的发生率。

以上就是自愿包皮环切的六大好处，不知你看了是否会考虑自愿接受包皮环切呢？

40 ▸ 包皮环切几岁做比较合适？

从宗教角度而言，有很多民族与特殊宗教信仰的男孩在刚出生就接受包皮环切手术。从医学角度而言，包皮环切手术对于患者的年龄没有过多要求。考虑到儿童包皮的生理作用以及生理性包茎随生长发育的自身改善，一般在没有症状（包皮阴茎头炎、尿路感染等）的情况下可以等待观察到学龄期（6 岁）左右。对于有病理性包茎，反复尿路感染，尤其合并膀胱输尿管反流等先天性尿路畸形，反复发生包皮炎、阴茎头炎的情况，建议尽早手术，而不考虑小朋友的年龄。

41 ▸ 小儿包皮过长要手术吗？

儿童并非发现包皮过长就一定需要手术，如前所述，包皮与其他皮肤一样，具有保护阴茎头与尿道外口的作用，同时包皮内有丰富的皮脂腺，能分泌部分皮脂，同样能起到保护阴茎头的作用。如果没有明显的并发症(比如包皮阴茎头炎、会阴部湿疹、尿路感染等),可以进行自我清洁,做好局部卫生,观察等待;反之,可考虑进行包皮手术。

42 ▸ 小儿包茎要手术吗?

在这个问题上,很多家长甚至医生都存在误区,有些家长认为小儿包茎一定要手术,否则会明显影响发育;还有些家长认为小儿包茎以后自己会慢慢长好,不需要手术。这两种认识都是片面的。小儿包茎并不意味着一定要手术,因为包皮口松开是一个自然的发育过程,并没有证据证明包茎本身会对阴茎发育造成明显的不良影响,但出现下面这些情况应考虑手术。

(1)包皮炎、阴茎头炎:局部感染导致出现包皮红肿、疼痛、有脓性分泌物和排尿痛、排尿困难等症状。

(2)病理性包茎,会影响青春期阴茎生长发育和勃起功能及性生活,这种情况不可逆。

(3)小朋友因包皮口狭窄,难以上翻包皮时。

(4)宗教原因要求包皮环切。

(5)包茎合并有先天性泌尿系统畸形(膀胱输尿管反流等)的男孩,包茎手术可以减少排尿阻力,降低尿路感染的发生率。

43 ▸ 小儿包茎的治疗方法有哪几种?

因为儿童的皮肤弹性较好,所以对于小儿包茎的治疗与成人有些许不同,除了传统手术治疗外,还有其他的治疗方法。

(1)手法上翻包皮法,这是最简便的治疗手段,可以医生操作,也可以家长自己操作,每天清洗会阴时,家长可以帮孩子逐步上翻包皮,坚持半年至一年或有成效。

(2)气囊扩张法,这类治疗需要到医院由医生进行操作,一般需要5～10次扩张可以明显见效,但对于存在明显纤维狭窄环的儿童,效果欠佳。

(3)血管钳扩张法,亦需要医生操作完成,优点是一次操作就可以彻底翻开,但缺点是操作时孩子比较疼,可能会引起恐惧心理,操作结束后包皮会明显红肿疼痛一段时间,而且还存在再次粘连与狭窄的可能。

(4)局部类固醇激素涂抹,此方法为局部用药,不引起疼痛,不会造成儿童抵触心理,但因为是激素类药物,国内部分家属较为抵触,应用不广泛,而且最终效果也并不确切,不是所有儿童都能通过抹药解除包茎。

(5)如上述治疗均无效,或医生认为手术指征比较强烈,则最后需要考虑手术治疗。手术治疗能够较为彻底地治愈包茎,但是同样存在麻醉、出血、感染等风险。

综上所述,儿童包茎并非只有手术这一途径,具体是否需要手术,建议到医院面诊后由医生来决定。

44 ▸ 小儿包皮扩张术有哪些优点和不足?

小儿包皮扩张的优点:①只需要门诊操作就可以,不需要住院治疗。②可以不麻醉或者只做包皮周围涂抹的局部麻醉方式。③对大部分小年龄的儿童效果较好。

小儿包皮扩张的缺点:①需要医生掌握好指征,要到医院门诊由医生操作完成。②气囊扩张的方法可能需要多次反复操作。③虽然会做局部麻醉,但是扩张时孩子会比较疼,扩张结束后会出现包皮红肿、疼痛,可能会引起孩子将来对于上翻包皮的恐惧心理。④扩张后短期内可能会出现包皮嵌顿的急症情况,需要急诊到医院处理,甚至需要急诊手术。⑤扩张后如果长期不上翻包皮,还是存在再次粘连或包皮外口狭窄的风险,不像手术能够一劳永逸解决问题。

45 ▸ 早期包皮环切会帮助阴茎变大吗?

包皮环切最主要的目的是切除多余的包皮或者解除包皮的"紧箍咒",便于对阴茎头及尿道口进行护理,同时可以让阴茎自由地成长,但是目前没有太多依据表明包皮手术可以直接帮助阴茎明显变大。而对于一些外观表现很小,隐藏起来的隐匿性阴茎(不能做包皮环切!)或蹼状阴茎,手术可以纠正包皮以及会阴外形,使得阴茎完全显露出来,会给我们一个阴茎突然变大的视觉假象,但是这只是视觉上的改观,实际对于阴茎大小并无直接影响。阴茎发育主要还是依靠雄激素的刺激,在儿童期,雄激素的水平几乎不会有变化,因此阴茎的发育也不会有很大改观。

46 ▸ 婴幼儿包皮环切,医生怎么看?

从医学技术角度而言,男婴出生后任何时候均可进行包皮环切。很多民族或具有某些宗教信仰的人群就有出生后切除包皮的习俗与要求,我们应该尊重他们的选择。但同时也应该声明,包皮环切并非婴幼儿必须的手术,虽然这是一个很小的且从技术上说非常成熟的手术,但也是一种创伤,必然存在各种比如出血、感染等风险,而婴幼儿体质较弱,免疫力尚不成熟,一旦出现并发症就有可能转变为重症,因此医生并不鼓励早期行包皮手术。

但在有些特殊的情况下，强调先天性，在产前和小婴儿时就明确诊断，比如合并有输尿管反流或者后尿道瓣膜等先天性泌尿系统畸形的时候，包茎可能会加重这些畸形造成的并发症与伤害，这就需要及时手术解除包茎，避免其他器官进一步受到损伤。与这种可预见的损伤相比，包皮手术本身的风险几乎可以忽略不计。因此在医生建议婴幼儿进行包皮环切的时候，家长应该积极配合，避免后期不可逆转的器官功能损害。

47 ▸ 老人是否该包皮环切？

在人们的认知中通常存在一种误区：包皮环切似乎是青少年、壮年才会考虑的手术，而老年人不需要考虑包皮环切。真的是这样吗？事实上，被包皮问题困扰的老年人不在少数，而真正寻求治疗的人数却较少。很多老年患者来就诊时，往往因包皮炎症的长期刺激，导致包皮粘连、包皮瘢痕形成、包皮口挛缩等并发症，由于包茎或继发包茎引起排尿困难甚至尿潴留的严重者也不在少数。还有部分中老年人患有糖尿病，高血糖的刺激也会加重包皮的炎症并引起皮肤皲裂，由于反复炎症刺激可能会形成继发性包茎。因此，对于成年后出现包茎的人群尤其要注意筛查血糖。即使没有包茎或者反复包皮龟头炎症，出于卫生考虑进行包皮环切术，笔者也是支持的。随着年龄增大，老年人机体功能下降、基础疾病增多，可能存在个人清洁不足，如果未常规上翻包皮并正确清洁龟头，可堆积汗渍、碎屑、脱落的死皮以及细菌或真菌，导致炎症。这些易感因素包括糖尿病、创伤（如拉链夹伤）、肥胖和水肿性疾病（如充血性心力衰竭、肝硬化、肾病综合征）。最后从医学上讲，包皮环切术并无年龄的限制，只要符合相关的指征和条件（需专业医师的评估），无论是包茎、包皮嵌顿、反复包皮炎症，还是出于卫生考虑，都可以进行包皮环切术。

48 ▸ 成人包皮环切可以改善性功能吗？

根据目前医学研究,包皮环切术通常对患者性欲、勃起功能没有影响。国内学者研究发现,包皮环切术后部分患者早泄情况较术前改善。还有学者采用包皮环切术联合达泊西汀治疗包皮过长合并早泄的患者,取得显著疗效。因此,目前普遍认为包皮环切后可以减少患者性交疼痛,使龟头敏感度下降,增加患者性爱时间和射精控制能力,提高性生活满意度,同时包皮环切术可以显著改善患者心理健康。

49 ▸ 包皮环切可以预防性病吗？

人们通俗所说的性病,在医学上称为性传播疾病,常见的性病包括淋病、梅毒、生殖器疱疹、尖锐湿疣、非淋菌尿道炎以及艾滋病等。未经有效治疗的性病会给患者带来多种严重的并发症,比如女性盆腔炎、不孕、宫外孕、流产,甚至传染给胎儿(如梅毒),长期人乳头瘤病毒感染还会引起阴茎癌和宫颈癌。而包皮环切术的确可以使男性感染性病的风险降低,这在 HIV 感染中尤为明显。医学研究发现,男性包皮环切术可以减少病毒性的性传播疾病如单纯疱疹病毒(HSV)和人乳头瘤病毒(HPV)感染风险。接受包皮环切术的男性中,HSV 2 型感染可以减少 20%～40%。对于 HPV 感染,男性包皮环切术不仅减少了部分高危型 HPV 的感染,甚至 HPV 传播给女性的风险也降低了 2 成。但是包皮环切术未降低淋病、衣原体感染或毛滴虫感染的风险。这可能是由于病毒感染往往累及包皮(这里面树突状细胞、朗格汉斯细胞和巨噬细胞起重要作用),包皮环切后不仅减少了这方面作用,同时改变了包皮湿润的环境,也减少了病毒感染的风险。当然,预防性病不能只靠包皮环切术,更重要的是增加对性病的认识,避免高危性行为(如冶游、多性伴侣),正确使用安全套,以及接种疫苗(如HPV疫苗)。

50 ▸ 包皮环切可以预防癌症吗?

有医学研究表明,包皮过长,尤其是包茎与阴茎癌和宫颈癌的发生相关。阴茎癌是一种典型的老年疾病,发病率随年龄增大而增加,平均确诊年龄为60岁。阴茎癌主要和包茎、包皮垢炎症反复刺激以及HPV病毒感染相关。包茎会使阴茎癌的发病风险升高7~10倍,没有在儿童期行包皮环切会增加患阴茎癌的风险。在没有行包皮环切但无包茎史的男性中,是否增加患阴茎癌风险还不太清楚。另外,包皮过长或包茎也与女性宫颈癌发生相关,研究发现宫颈癌在没有进行包皮环切男性的性伴侣中更为常见。其原因是几乎所有的宫颈癌都是HPV感染引起,这其中HPV 16型和HPV 18型分别约占50%、20%,而包皮环切减少宫颈癌发生的可能原因是进行包皮环切术的男性HPV感染率低,而且将HPV传播给女性的风险也降低了。

51 ▸ 包皮环切术后多久可以降低艾滋病病毒的感染风险?

2007年,世界卫生组织宣布了一项重要的临床研究结果:包皮环切可以让感染HIV的风险降低60%以上。这一发现被评为2007年十大科学发现之一,因此在医学界,包皮环切被称为是预防艾滋病的"外科疫苗"。具体来说,包皮环切术可以降低异性恋男性感染HIV

的风险约 6 成。在非洲的研究发现，包皮环切术后 1 年能明显降低 HIV 病毒感染风险，连续 5 年仍有预防效果。在男性同性恋人群中，并未发现包皮环切术这一作用。另外，对于患有艾滋病的男性进行包皮环切术，并不能减少女性感染 HIV 的风险，甚至在手术后前 6 个月 HIV 传播的风险非常高，尤其是手术伤口愈合之前就恢复性交的患者。

52 ▸ 什么是商环包皮环切术？

商环是由我国商建忠先生发明的一次性包皮环切吻合器。商环包皮环切术利用内、外环的挤压作用阻断包皮内的血流，使组织坏死、脱落，从而实现包皮环切。在经历从注射麻醉到涂抹麻醉、外翻式商环包皮环切到内置式商环包皮环切的改进后，与传统包皮环切方法相比，商环包皮环切术具有显著的优势：微创、简便、无缝合、疼痛少、手术时间短(约 5 分钟完成)、可以不服用抗生素药物、手术后可以沐浴、外形美观；经过标准化培训，可以大规模开展。其缺点是术后恢复时间较其他手术长，需 2～3 周。因其通过了世界卫生组织严格的安全认证评估，这种包皮环切技术在国内外有了较大的影响力。

53 ▸ 套环式包皮环切术有何优缺点？

套环式包皮环切是在包皮内板和龟头间置入套环，利用结扎线固定包皮在套环凹槽，使其血流阻断坏死而去除多余包皮的包皮环切术。套环式包皮环套术具有操作时间短、创伤小、出血少、无需缝合、无需换药、减少去医院次数等优点；缺点就是结扎线未系紧可引起包皮滑脱，造成出血或血肿，术后恢复较慢，存在术后感染等问题。目前在医院应用已较少,较多出现在自行包皮环切患者病例中。

54 ▶ 什么是吻合器包皮环切术? 有何优缺点?

吻合器包皮环切术也称为缝合器包皮环切术,是采用一次性包皮缝合器进行手术,其利用胃肠吻合器原理,经由对手柄的按压控制,可使钉仓的缝合钉被顶出,从而缝合包皮切缘,同时刀片完成过多包皮的切除,切割、缝合一次完成。其优点是模拟了传统包皮环切手术,将组织切割、缝合、止血同时完成,比传统手术时间短,术后外形整齐美观。其主要缺点是易出现术后继发性出血,可能需要术中缝合止血,避免术后血肿的出现;同时不适用于严重包茎、反复炎症引起的包皮异常增厚或系带发育不良等情况;另外,一次性包皮缝合器价格较高,相较传统手术,患者花费较高。

55 ▶ 什么是传统包皮环切术? 有何优缺点?

运用于成年人和青少年的传统包皮环切术通常有三种:袖套法、镊子引导法、背部切开法。其中背部切开法在我国应用最为广泛,医生会在阴茎背侧纵向将包皮剪开,并于冠状沟 0.5～1 cm 的地方对包皮进行环形切除,采用电凝止血,并用可吸收缝线进行缝合处理,纱布包扎切口。但此方法的学习曲线和手术时间均较长,操作复杂,不同医生间手术质量参差不齐,对于包皮内外板的切除以及系带的保留不易控制,容易造成系带过短引起勃起疼痛、切缘不整齐影响外观。此外,术后阴茎皮下可能形成缝线硬结也会影响功能和美观。

传统包皮环切的优点就是适用范围广,不受年龄限制,尤其面对复杂的情形,如严重包茎、包皮龟头严重粘连、包皮内外板瘢痕纤维化等,具有明显优势,并且其手术费用较低,适用于对价格敏感的人群。

56 ▸ 一个好的包皮环切方法的判断标准是什么?

包皮环切术是人类最早开展的外科手术之一,距今有5000余年的历史。一个好的或者理想的包皮环切术首先应该是安全的,在安全的前提下要具备操作简便、无需缝合、疼痛轻、并发症发生率低、伤口愈合快、外观满意度高、成本低、手术流程易于标准化和培训等优点。

57 ▸ 包皮环切时,包皮留多长适宜?

包皮环切时,包皮要保留适宜长度。包皮保留过长,环切不彻底,容易水肿。内板保留过短,由于此处神经分布丰富可能会影响性生活快感。包皮环切以内板保留5～8 mm、外板保留长度不影响勃起为宜。当然,具体处理还需根据实际情况而定。若患者合并包皮尖锐湿疣需要外科切除,为保证疣体完整切除,包皮内板可保留较短一些。

58 ▸ 包皮环切时,系带留多长适宜?

一般来说,包皮腹侧(即系带处)保留长度要比背侧略长2 mm,为8～10 mm。此处神经分布最为丰富,保留过短会影响勃起及性生活快感。系带处保留过长,则会造成局部臃肿,影响美观。

但是,患者情况多种多样,需要医师在手术中视具体情况而定,不可一概而论。

59 ▸ 可以自己动手在家里做包皮环切吗？

各种一次性包皮吻合器的发展和医学信息的普及，降低了手术门槛，越来越多的普通人尝试自行在家进行包皮环切术。那么，真的能在家自己割包皮吗？**笔者认为这是绝不可取的。**

首先，包皮环切术虽是所谓的小手术，但仍需医学专业人士进行操作。在家进行包皮环切，不仅消毒、镇痛无法保证，易出现术后出血、感染；而且患者自己无法判断包皮内板和系带的保留长度，保留过长出现环切不彻底、保留过短引起勃起疼痛，还需要二次手术遭受双重痛苦；更有甚者，由于包皮环套扎使用不当，有可能引起龟头缺血坏死，"命根"难保。

60 ▸ 包皮环切术有哪些麻醉方法？

目前，包皮环切术可以采用全身麻醉（全麻）、局部麻醉（局麻）等方法。全身麻醉适用于不能配合的儿童，局部麻醉适用于能配合的大年龄青少年或成人。局部麻醉一般又可分为注射麻醉和涂抹麻醉，分别通过注射或涂抹麻醉药物（一般是利多卡因或其混合物）达到满意的麻醉效果。

61 ▸ 注射麻醉、涂抹麻醉如何选择？

前文提到，成人包皮环切术通常只需要局部麻醉即可达到麻醉效果。注射麻醉是最为常用的方法，通过注射利多卡因或布比卡因进行阴茎背神经的阻滞或阴茎周围环形阻滞,数分钟后即可手术,起效快,维持时间较长,是包皮环切术中最经典的麻醉方式。涂抹麻醉则是局部应用表面麻醉药,如:4% 利多卡因乳膏或 2.5% 利多卡因和 2.5% 丙胺卡因的混合物乳膏,其优点是易于使用、无需专门培训以及减少注射时针刺疼痛,可以达到与注射麻醉同样的镇痛效果,而且避免了部分患者对针刺的恐惧(尤其是低龄儿童);缺点是起效时间长(一般 15～30 分钟起效),部分有皮肤刺激症状(红斑、水肿)。

在笔者看来,注射麻醉虽然起效快,但需要术者具有一定的经验和技巧,否则容易出现麻醉不充分、组织水肿、误伤血管而影响手术;穿刺注射前的回抽也很重要,可避免注射误入血管而造成麻醉不良反应。目前笔者包皮环切时首选涂抹麻醉,不仅患者可接受程度高,还可以避免上述注射穿刺时的并发症。

62 ▸ 包皮环切术需要全麻吗?

包皮环切术,最常采用注射麻醉和涂抹麻醉这两种局部麻醉方法,一般不需要全麻。只有面对不能配合的低龄儿童,部分病情复杂、对疼痛敏感的患者,进行全麻下手术。

63 ▸ 全麻会有后遗症吗?

部分包皮环切术需要全麻下进行,尤其是合并复杂病情、不能配合的低龄儿童。很多家长担心全麻的后遗症,比如全麻会不会影响小朋友大脑发育、影响记忆等。有医学证据表明,麻醉药不会对学习能力、智力或多种其他认知功能产生不利影响。虽然美国食品药品管理局表示 3 岁以下儿童使用麻醉药可能会对发育期大脑产生不良影响,尤其是反复使用麻醉药或手术时间超过 3 小时。但事实上,对于包皮环切来说,绝大部分儿童接受全身麻醉的时长不会超过 3 小时。所以,家长大可不必担心全麻对小朋友的影响和后遗症。

64 ▸ 应用涂抹麻醉,手术真的能不痛吗?

正确使用麻醉乳膏(3% 丙胺卡因混合物乳膏),可以达到与注射麻醉同样的镇痛效果,而且避免了部分患者对针刺的恐惧(尤其是低龄儿童)。笔者在临床使用中,最常采用涂抹麻醉。笔者通常会提前半小时涂抹麻醉药膏(避免涂抹麻醉起效慢的缺点)。涂抹中,患者接受程度高(包括儿童及成年人),无不适主诉;术中患者体验好,几乎无疼痛;术后镇痛持续时间长。涂抹麻醉后,患者保持清醒状态,局部疼痛感减轻或消失,但因有触及,心理畏惧手术者可能会因此出现扭动、抗拒而引起风险。

65 ▸ 包皮环切术前需要准备什么?

绝大多数情况下,儿童和成人包皮环切术是局麻下在医院门诊或日间病房进行的小手术,可以做以下准备。

(1) 由于手术当天即可回家,患者无需过多准备换洗衣物,一条宽松内裤备用即可。

(2) 术前 1 天,清洗会阴、包皮内污垢并注意及时复位以防包皮嵌顿(包茎患者清洗会阴即可)。

(3) 术前 1 天或当天剃除阴毛(视情况而定,某些医师并不要求)。

(4) 根据医师要求术前停用某些药物(如抗凝药),以防影响伤口愈合,增加术中出血。降压药及降糖药通常继续服用。

（5）术前禁酒或禁含酒精饮料，饮酒可能增加术中出血并影响抗生素应用。

（6）术前无需禁食，忌辛辣食物。一旦实行全麻手术，则需要术前禁食 4～6 小时。

66 ▸ 包皮环切术前需要做哪些检查？

很多人会有这样的疑问，听说包皮环切是小手术，随做随走，为什么医生还要我进行术前检查呢？事实上，基于患者安全的考虑，任何手术都需要进行术前检查，即使"小小"的包皮环切术也不例外。包皮环切术前，常规进行的检查有：血常规及凝血常规（评估感染、凝血功能）、传染病及性病检查（排除梅毒、艾滋病及乙型肝炎等）、尿常规（判断是否存在尿路感染）。部分中老年人，还需监测血糖变化。除了上述常规检查，根据患者具体情况还会增加部分术前检查，而这一切都是为了保证患者安全进行手术。

67 ▸ 糖尿病患者是否可以进行包皮环切？

糖尿病并非包皮环切的禁忌，当然包皮环切手术应该在血糖控制稳定以及包皮龟头炎症得到有效治疗的情况下进行。由于高血糖的刺激，糖尿病患者包皮龟头炎相较于常人更难得到有效控制，术中易出血，术后切口有可能延迟愈合。糖尿病患者进行包皮环切术，需要泌尿外科和内分泌医师积极配合，控制血糖是十分必要的，不仅有利于包皮龟头炎的控制，也利于包皮环切术中处理及术后的切口愈合。在笔者临床实践中，相当一部分反复出现包皮龟头炎甚至包茎的患者同时患有糖尿病，特别是中老年患者，对于这部分患者，积极控制血糖,在恰当的时机进行包皮环切术是有必要的。

68 ▸ 糖尿病患者包皮环切要注意什么?

部分未确诊糖尿病的患者首发症状表现为包皮龟头炎、病理性包茎,尤其是成年后出现包茎的患者,应进行血糖监测,排除糖尿病。糖尿病患者进行包皮环切手术,术前应监测血糖,积极控制包皮龟头炎症,待血糖和包皮龟头炎症得到有效控制后实施手术;由于高血糖和炎症的长期刺激,糖尿病患者术中更易出血,部分包皮异常增厚也会影响包皮环切术式的选择(如包皮吻合器手术改为传统包皮环切术,手术时间也会延长);术后同样需要监测、控制血糖,高血糖状态会影响切口愈合,并且更易出现切口感染,抗生素的应用也是必要的。

69 ▸ 老年人包皮环切要注意什么?

老年人可能存在基础疾病多、病情长且复杂、就诊时心理压力较大等问题。首先老年患者就诊时要心情放松,积极配合医生检查,并告知自己基础疾病(如糖尿病、高血压、心脑血管疾病)及详细用药史(如是否服用抗凝药物、降压药,如果复述不清,可以将药盒给医师看)。正在服用的抗凝药物可能造成术中术后出血,某些降压药可能造成全麻中低血压,这些需要告知医师并进行术前评估。由于老年患者病情长,一部分患者的包皮可能还需要进行病理活检,排除恶变。部分未确诊糖尿病的老年患者首发症状表现为包皮龟头炎、病理性包茎,还应进行血糖监测。

其次,患有基础疾病如糖尿病的患者,需要积极监测血糖并控制稳定。

最后,由于年龄及血糖影响,老年人切口可能延迟愈合,更易出现切口感染,需要服用抗生素。

70 ▸ 包皮嵌顿如何治疗?

前文提到包皮嵌顿是由于缩窄的包皮口退缩并嵌顿在冠状沟之后,淋巴和静脉回流受阻,造成龟头和包皮肿胀疼痛的情况。一旦出现这种情况,需及时就医寻求帮助,长时间未解决包皮嵌顿可能会造成局部皮肤坏死,甚至阴茎坏死。发现包皮嵌顿后应尽快复位,可首先尝试手法复位,重新使包皮覆盖龟头。嵌顿性包茎患者通常很焦虑,并有严重疼痛。用手操作阴茎头和包皮时,大多数患者都会出现剧烈压痛,尝试复位前必须先镇痛。如果手法复位失败,需要考虑进行包皮背侧切开包皮缩窄带。通过包皮切开来复位包皮嵌顿的患者,经过一段时间休息(包皮水肿完全消退)需要进行包皮环切术。

71 ▸ 什么是包皮嵌顿手法复位?

包皮嵌顿的患者,由于龟头和包皮肿胀,可伴有严重疼痛,需要及时进行复位,首先考虑手法复位,进行复位前可以使用注射或涂抹局麻药物减轻患者疼痛。使用麻醉剂后,局部涂抹润滑剂,医生会用示指(食指)和中指在阴茎两侧按在嵌顿包皮后方前推,同时用两根拇指往后推动龟头,使包皮重新覆盖龟头。一般手法复位能成功治疗大多数的包皮嵌顿问题。一部分水肿严重的患者完全复位可能并不明显,可再次出现嵌顿。

72 ▸ 包皮嵌顿手法复位失败怎么办？

前文我们提到,出现包皮嵌顿可以考虑手法复位,如果手法复位失败,则需要考虑进行包皮背侧切开来复位,这项操作通常要在手术室由泌尿外科医师进行。简单来讲,需要充分麻醉并消毒后,沿阴茎背侧皮肤切开缩窄带来减轻水肿,重新使包皮回到正常位置,然后进行缝合。

术后注意事项

73 ▸ 包皮环切术后要做理疗吗？

包皮环切后可以适当理疗,主要可使用红外线照射和微波治疗。理疗是一个辅助的治疗,效果有限且因人而异,费用高,不是必须的治疗手段,尤其是儿童,要注意避免热损伤,术后注意换药和消毒,不要感染就可以了。

74 ▸ 红外线照射或微波治疗能否帮助包皮愈合？

红外线治疗的原理是温热效应。在红外线照射下,人体组织温度升高,毛细血管扩张,血流加快,局部物质代谢增强,组织细胞活力及其再生能力升高。红外线照射时直接作用于病灶,改善血液循环,增加细胞的吞噬功能,消肿并促进炎症消散;降低局部神经系统的兴奋性,镇痛并解除平滑肌和横纹肌痉挛,同时促进神经功能恢复;改善组织营养,消除肉芽水肿和促进肉芽生长,加快伤口愈合。

微波治疗则是利用微波对生物的热效应和非热效应,对人体组织的热效应可以直达病灶部位促进血液循环、水肿吸收和新肉芽生长。

因此,红外线照射或微波治疗是有助于促进包皮环切术后伤口愈合、消肿、消炎、缓解疼痛等,但费用较昂贵,不作为常规推荐。一般包皮环切术后的患者,需要坚持每天清洗换药,同时口服消炎药预防感染。

75 ▸ 包皮环切术后水肿正常吗?

包皮环切术后水肿是正常的术后反应,水肿程度存在个体差异。因为包皮系带处的血液循环比较丰富,手术切除包皮的同时也切断了皮肤表层的血管、淋巴管,而新的回流通路尚未建立,表皮血液和淋巴液回流受阻,就可能出现术后局部组织不同程度的水肿。随着新的表皮血液循环和淋巴管的建立,组织水肿多数在1~2个月之内能够明显改善或者消失。

对于轻度的水肿,通过局部对症消肿处理,并于水肿处环形加压包扎,大部分均可消退。儿童包皮环切术后水肿大多可以采取保守观察,随着阴茎生长及包皮再塑形,水肿的包皮往往可以逐渐改善;少数成年患者术后3~5个月还存在水肿的情况,属于难治性的水肿,除进行相关的对症处理和予以口服消肿药物(如迈之灵)外,还要观察和分析水肿是否与包皮手术时保留的组织多少有关。如果是因保留的组织过多,经过药物或者消肿治疗无效,可能还需要再次手术,切除过多的水肿组织。因为水肿在一定程度上会干扰阴茎的外观,影响性生活质量,而且在一定程度上会影响到心理。

76 ▸ 包皮环切术后排尿困难、分叉怎么办?

包皮环切术后排尿困难、分叉属于术后正常现象。发生包皮环切术后排尿困难、分叉的原因主要有3种:①儿童大多因为恐惧排尿,往往在术后第一次排尿时出现尿痛、断续排尿等现象,通过开塞露肛门通便可以刺激并帮助排尿;②部分儿童术后因分泌物结痂阻挡尿道口,可造成排尿困难、分叉的现象;③术后包皮水肿、尿道外口水肿、纱布包扎过紧。如术后第一天内排尿尚可，当出现包皮水肿或尿道外口水肿后才出现排尿困难、分叉，则为包皮水肿或尿道外口水肿所致，需要等水肿逐渐消退后才能恢复正常排尿，亦可局部涂擦消炎或消肿的药物，促进水肿消退。若在康复期间出现急性尿潴留，则需要留置导尿1～2天，再拔除导尿管。如术后第一次排尿即出现排尿困难、分叉，则考虑纱布包扎过紧，此时松解纱布，即可恢复正常排尿。

77 ▸ 包皮环切术后出血了怎么办？

包皮环切术，包括传统的开放手术、环形吻合器手术及钉式缝合器手术，都可能发生术后出血，但原因及处理方式稍有差异。

儿童开放手术一般很少出现术后出血，少量渗血不用特别处理，如术后出现明显的伤口出血或皮下血肿，往往可能与包皮内回缩的血管再出血有关，尤其可出现在剧烈哭吵或伤口被无意挤压后时，这种情况下，往往通过加压包扎就可以控制出血，很少遇到包扎无效、需要再手术止血的情况。

传统的开放手术主要指应用剪刀、激光等手段，切去过长过多的包皮，然后电凝或结扎止血后，间断缝合切口，最后加压包扎。此种术式出现术后出血，主要与术中止血欠佳和术后包扎过松有关，此时重新环形加压包扎，多数可止血；如效果不佳，则需重新打开切口，再次止血并包扎切口。

环形吻合器术式主要分内置型和外置型。此术式主要由内外环卡槽，将内外侧组织紧紧挤压，阻断过长包皮的血液循环，使其坏死脱落并逐渐伤口愈合。一般很少出现术后出血情况，而且即便发生，出血极少。发生出血的原因是阴茎勃起显著，牵拉吻合口力度过大，导致吻合处皮肤断裂而出血，或者是环形搭扣松脱，组织失去压迫而出血。此时，因此术式无法进行加压包扎，需局麻下八字缝合出血点进行止血；

如仍无法止血,则需下环后进行电凝止血,并间断缝合后加压包扎。

钉式缝合器式的术后出血主要有两种原因。其一是相邻的两枚钉子间出血,主要原因是相邻钉子间有一定间隙,而此间隙恰有血管通过,切断包皮时,此处漏缝的血管断端出血。此时可采用碘伏纱布环形包绕切口,手握加压 8～10 分钟;如仍出血,则用可吸收线 8 字缝合,再加压包扎。其二是由于缝合钉未能有效反折,垂直扎入皮下及海绵体导致出血,甚至形成血肿。阴茎勃起有针刺样疼痛,此时需提前拆钉,并加压包扎,必要时再次手术止血。如果形成血肿,则需拆钉后清除血肿,可吸收线缝合后加压包扎。

78 ▸ 包皮环切术后疼痛如何处理?

包皮环切术后疼痛是患者最担心害怕的。术后是否都会有疼痛呢?疼痛程度如何?面对疼痛该怎么办?我们将针对这些问题逐一解答。

无论何种方式的包皮环切手术,术后都会有不适感,大部分是轻度的。引起疼痛的原因有以下三种情况:①伤口疼痛。包皮环切手术是一种手术,就一定有伤口,只要伤口受到刺激、神经受到刺激,就会产生疼痛。②麻醉消退后疼痛。包皮环切术一般为局部麻醉,手术过程中,患者一般无疼痛感,但是麻醉药有一定的时效性,等到麻醉药的药效消退时,患者就会感到疼痛。③与阴茎勃起相关的疼痛。除了伤口疼痛外,儿童心理上的恐惧,以及对局部感觉不适的不理解也会加重家长对术后疼痛的印象。

包皮手术之后出现疼痛该怎么办呢?首先思想上要有所准备,轻度的疼痛属于正常的现象。伤口及麻醉消退后的疼痛,一般情况下2～3 天之后会慢慢缓解。如果疼痛为中度,可以口服止痛片缓解疼痛,如口服布洛芬缓释胶囊(芬必得片)、双氯芬酸钠胶囊等;如疼痛剧烈,口服止痛药无效,应该到医院就诊,医生会选择肌内注射止痛的药物,如杜冷丁或者盐酸布桂嗪等麻醉药物;对于特殊剧烈疼痛或者口服药物、肌内注射止痛针仍然不能缓解疼痛的患者,可以在伤口周围进行局部封闭来减轻疼痛。比较麻烦的是与阴茎勃起相关的疼痛,要想减轻勃起导致的伤口疼痛,可以在阴茎勃起时及时分散注意力,如冷水清洗面部或双下肢冷水浸泡,减少勃起时间,缓解疼痛;亦可口服防止勃起的药物缓解疼痛,如丹参酮、非那雄胺、雌激素(戊酸雌二醇、乙烯雌酚)等。

79 ▸ 包皮环切术后夜间反复勃起疼痛怎么办?

现在我们着重谈一下如何应对手术后阴茎勃起带来的疼痛。大家都知道夜间勃起(nocturnal penile tumescence, NPT)是大年龄青少年和成年男性的正常生理现象,成年男性一般晚间睡眠时都会有2~5次阴茎勃起,每次可持续15~30分钟。正常成年男性血浆中雄激素水平高低决定了阴茎夜间勃起的次数与持续时间,其水平下降到一定的界值时,夜间勃起就会明显减少甚至消失。

夜间反复勃起引起的疼痛我们以预防为主,也就是防止勃起或减少勃起的次数和持续时间。方法主要有两种:其一为物理方法,主要采取分散注意力,如冷水清洗面部或双下肢冷水浸泡,待阴茎疲软后疼痛可逐渐缓解;其二是使用防止阴茎勃起的药物,如丹参酮、非那雄胺、雌激素(戊酸雌二醇、乙烯雌酚)等。

80 ▸ 包皮环切术后可以洗澡吗?

包皮环切术后可以洗澡,建议淋浴,不建议术后过早泡澡。但是,不同术式术后洗澡时间有所不同。传统的开放手术和钉式缝合器术式术后需要加压包扎伤口，洗澡易淋湿敷料，造成感染，一般7～10天之内不能洗澡，其间每隔1～2天要到医院更换纱布敷料，7～10天拆除敷料后，就可以洗澡了。环形吻合器术式，因术后无法加压包扎切口，环裸露在外，故术后当日即可洗澡，洗澡结束，吹干阴茎术区即可。

再次提醒读者，仅环形吻合器术式在术后当天可以淋浴，其他术式都要等1周后方可淋浴。而且以手术医生出院医嘱为准。采用开放手术的儿童，在加压包扎的敷料拆除当天（一般术后5天）就可以淋浴。

81 ▸ 成人包皮环切术后多久可以性生活？

一般推荐在包皮环切手术后1～2个月以后可以过性生活。包皮环切手术的目的是切除多余包皮，使整个龟头完全显露在外。因此，包皮环切手术不仅可以治愈男性的包皮龟头炎，对于部分早泄的患者，可以降低龟头的敏感度，原有的早泄现象也会得到改善，但是中华医学会并未将包皮环切手术推荐为治疗早泄的手术方式。

包皮环切手术以后，最好在手术后1个月后开始性生活，并且需在手术医生的指导下进行。对于钉式缝合器手术，不同的人群，脱钉时间不一，部分患者术后1个月尚有部分吻合钉残留，需至医院手工辅助脱钉，此类患者，必须在所有吻合钉全部脱落后才能开始性生活。

82 ▸ 成人包皮环切术后可以自慰吗？

包皮环切术后有性冲动，我们也不建议自慰，务必等待一定时间。

首先,包皮环切术 7 天内,伤口没有长好,要尽可能避免猛烈的勃起,否则会导致伤口裂开,这期间不能有任何的性行为或自慰行为,还应避免性冲动,甚至避免憋尿,憋尿也会诱发勃起。总之,手术后要想方设法避免阴茎勃起。其次,包皮环切术后,局部水肿时间因人而异,从 1 周至 1 个月不等,水肿没有消退,也不适宜进行性行为或自慰行为。最后,包皮环切术后 1 个月,切口愈合佳且无水肿,可以进行性行为或自慰行为,但还是需要克制,一旦事后出现水肿,需及时加压包扎。

83 ▸ 包皮环切术后需要用抗生素吗?

抗生素的使用与手术切口种类有关。清洁手术,不推荐常规预防性使用抗生素;而清洁-污染手术推荐预防性应用抗生素。包皮环切术归于清洁-污染手术,属于 Ⅱ 类切口,但除了泌尿系感染、包皮炎等特殊情况,尿道无菌,甚至比皮肤更"干净",手术时术野消毒彻底的话,包皮环切术完全算得上"清洁手术",无需使用抗生素。可适当使用改性几丁质生物胶(喷雾剂)(商品名:令皮欣)之类的外用药。但成人术前伴有包皮龟头炎,尤其是糖尿病患者,术后需要口服抗生素,如头孢菌素类或左氧氟沙星。

84 ▸ 包皮环切术后需要拆线吗?

传统的开放手术、环形吻合器及钉式缝合器手术的伤口吻合各异,术后伤口处理有一定差异。

传统的包皮环切手术,绝大部分医生在术中都使用可吸收线缝合,这样的伤口则无需拆线。环形吻合器术式无需拆线,等待术后

18～21天自动脱环；有特别不舒服时，可以术后7天到医院卸环。钉式缝合器术式，如术中加用丝线缝合止血，则术后7～10天到医院拆线；如术后1个月尚有缝合钉未脱落，则需到医院手工辅助脱钉。

85 ▸ 包皮环切术后伤口有分泌物怎么办？

包皮环切术后，根据伤口分泌物性质的不同，采取不同的针对策略。

如果伤口有少量的血性或者血清样的分泌物，属于术后常见的情况，不用处理，伤口可以自行结痂。但当伤口出血较多时，需及时用纱布按压出血部位，若15分钟左右仍然不止血，需要前往医院就诊，查看是否需要再次手术止血。此外，可以口服一些药物，减少分泌物并减轻水肿，比如迈之灵、消脱止等。鼓励术后通过淋浴避免分泌物堆积，减少感染机会。

如果伤口出现脓性分泌物，则可能意味着伤口发生了感染。予以使用抗生素的同时，要注意对龟头和伤口进行清洁或者消毒，如使用稀碘伏溶液、聚维酮碘、皮肤康洗液等。经过抗炎加局部泡洗治疗，如果感染轻，一般很快就可以痊愈；但如果脓液逐渐增多，伤口肿胀、疼痛，甚至伴有波动感，则提示局部出现脓腔，应将伤口的缝线或钉挑开，将脓液彻底引流。

86 ▸ 包皮环切术后饮食需要注意什么？

包皮环切术后的饮食有一定的讲究。术后一般吃一些清淡的、容易消化吸收的食物；多吃一些富含维生素的食物，可以帮助增强自身的抵抗能力，从而预防感染的发生；多吃一些富含蛋白质的食物，可以帮助促进伤口的愈合。避免油腻、辛辣刺激性食物，成人避免烟酒刺激，避免长期久坐，儿童避免过度活动，以降低手术部位意外受伤的风险。

87 ▸ 包皮环切术后可以运动吗？

一般而言，手术后过早进行运动，容易使手术部位意外受伤，使本来生长好的伤口再次裂开，有可能会导致术后并发症的发生，不利于功能恢复。但包皮环切术是很小的门诊手术，成人术毕就可以随治随走，总体而言，不是体力劳动就可以参加，但不要剧烈运动。

出于安全上的考虑，除了全身麻醉行包皮环切术的小男孩，需要接受住院或麻醉后门诊观察之外，一般成年患者术后仍可从事日常工作，不需住院。青春期男孩及成年人在手术后会因阴茎勃起造成伤口肿痛或出血，若是仅轻微出血，只需局部冷敷加压止血即可；若出血严重，则应立即回医院就诊。通常2周内不建议参加体育运动。

包皮环切手术虽然属于创伤小的手术，但由于其部位的特殊性，手术后更要比较小心，以免造成感染。一般来说，术后的恢复情况和个人体质也有很大的关系。只要包皮术后不感染，7天左右基本上都能愈合，日常活动不会造成其他危害。但是伤口完全愈合并承受外力（如性生活），则需1个月左右。建议包皮环切术恢复期内可以适当进行一些缓慢的运动，如散步、浇花等，但是强烈的运动，如跑步、骑车、登山等，最好等到2～3个月之后再做。同时运动时，还是以穿宽松、透气性好的内裤为好，同时保持阴茎头向上，可以减轻水肿。

88 ▸ 包皮环切术后龟头很敏感怎么办？

龟头是男性阴茎十分重要的结构，龟头上有丰富的神经末梢。龟头敏感主要是由于这些神经容易兴奋，也就是说敏感的主要原因是由于阴茎的背神经兴奋阈值较低造成的。由于阴茎背神经兴奋阈值较低，较小的性刺激就会使得性兴奋，所以表现为龟头敏感，常伴有射精过快等情况。包皮环切术后龟头很敏感，则是因为龟头长期没有外露，手术后龟头外露与外界物品接触，引起刺激显得龟头部位敏感。

包皮环切术后龟头很敏感是一种比较正常的生理反应，大多数的人在包皮环切手术之后，会有这样的一段时间。随着长期的摩擦刺激，龟头上的敏感度才会慢慢恢复到正常。在此之前，需要自己先避免发生性生活，减少龟头的摩擦。大多数人在手术后2~3个月后，龟头的敏感度就可以慢慢降低。若是龟头长时间较为敏感，导致性生活难以忍受，也可以配合使用局部麻醉的药膏来改善龟头敏感度。临床上比较常用的是复方利多卡因乳膏、丁卡因胶浆等。如涂抹药物无效，考虑龟头神经分布过多，严重时可通过神经阻断手术等方式来改善。

89 ▸ 包皮环切术后伤口多久愈合？

包皮环切术后伤口的愈合时间，不同的人群是有一定的差异，这个取决于个人的体质，也与手术方式有一定相关性。

传统开放手术，术后1周切口愈合，术后2周可吸收线开始脱落，术后1个月即可进行性生活。环形吻合器术式，术后1周可卸环，术后 18~21 天自动脱环,术后 2 个月可进行性生活。钉式缝合器术式,术后 1 周切口已黏合,术后 2 周开始脱钉,一般术后 1~1.5 个月完全脱落,完全脱钉后 1 周即可性生活。

90 ▸ 包皮环切术后不美观怎么办?

包皮环切术后不美观的情况主要分为 3 种:其一为切口边缘不规整,常见于传统开放手术;其二为包皮下小硬块,有可能是结扎血管的线头,阴茎勃起时,凹凸不平,常见于传统开放手术;其三为切口瘢痕增生,凸出皮肤表面,影响视觉,常见于瘢痕体质的患者。但是这些一般不会影响身体健康,也不会引起性爱的质量和夫妻感情。如非常在意包皮环切术后切口的美观性,可以进行美观修复手术。

91 ▸ 切下来的包皮是否要进行病理检查?

病理检查的目的是用来明确组织的病理变化,通常是确诊癌症的重要依据或金标准。病理检查主要是看组织在显微镜下的结构特征、有没有异常的恶性肿瘤细胞,配合免疫组化特点,必要时还要结合分子生物学或者遗传学的内容综合判断。所以病理检查主要是看细胞的异型性,如果形态符合恶性肿瘤细胞,就可以确诊是癌症。

包皮是人体正常组织,故包皮过长或包茎患者包皮环切术后一般无需病理检查。切下来的包皮是否要病理检查,根据包皮情况而定。如包皮无色泽改变、无炎性增生、无新生物生长等,则切下来的包皮无需病理检查;如包皮色泽异常、有新生物、有炎性增生改变,则需病理检查,明确诊断。

92 ▸ 如何查看包皮的病理报告？

大多数情况下,包皮切除后不送病理检查,不过最近几年,越来越多的医生将切除的包皮进行病理检查,主要是让病理科医生分辨是否存在肿瘤,特别是包皮存在肉眼可见明显新生物、溃疡或炎性增生、不明原因包皮增厚等情况。而包皮的病理报告主要会显示包皮组织是否存在炎症改变,确认组织是否存在癌变或癌前病变。

93 ▸ 包皮环切术后龟头出现水疱怎么办？

包皮环切术后龟头出现明显的水疱,是属于一种正常的生理现象,包茎患者术后常见,一般 1 周左右就可以消失。如水疱较小,每日碘伏涂擦水疱或高锰酸钾溶液清洗即可,无需特殊处理;如水疱较大,影响日常生活,则可碘伏消毒水疱后,等水疱自行破溃后消毒,一般 2～3 天即可结痂。

94 ▸ 包皮环切术后龟头蜕皮正常吗？

包皮环切术之后龟头出现脱皮的现象,常见于包茎患者,主要包括以下几个方面的原因。

第一,包皮环切手术后,会在手术区域进行加压包扎,导致龟头血液循环、淋巴循环出现障碍,龟头容易出现肿胀、形成渗液等。在恢复之后,龟头会出现蜕皮、脱皮的现象,随着时间的延长可以自行好转。此情况无需特殊处理。

第二，存在包皮龟头炎，这种情况下由于炎性分泌物会在龟头表面形成沉积，也会形成脱皮的现象。建议局部涂擦药物（如金霉素眼膏、红霉素软膏等），局部炎症控制后可逐渐好转。

第三，一般是由于龟头的皮肤太过于干燥等原因所导致的。建议用干净的温水进行清洗或局部涂擦药物（如金霉素眼膏、红霉素软膏等），保证龟头处于湿润状态，等到龟头适应暴露在外面的状态时，这种情况会得到改善、慢慢恢复。

95 ▸ 包皮环切术后会晕厥吗？

包皮环切术后大多数情况下不会发生晕厥，只有极少数成年患者可能有晕厥现象。临床上主要有三类特征：①独自前来；②术后半小时左右发生；③脸色苍白、全身瘫软、意识尚清楚。这些患者血糖不低，心率不快但脉弱，血压也不低，对症处理后数分钟能恢复。这是晕厥，不是休克，更不是昏迷，主要是因为术后麻醉药失效，伤口疼痛、紧张导致。为了防范此类事件发生，手术必须有成人家属陪同！术前交代注意事项，术后休息 2 小时后才能离开。术后进食，必要时口服止痛药。术后 2 小时忌驾车！

96 ▸ 钉式包皮缝合器环切术后 1 个月，仍未脱钉怎么办？

钉式包皮缝合器环切术后的脱钉时间因人而异，一般 2 周左右开始脱钉，如术后 1 个月仍未脱钉，可以自行每晚用碘伏浸泡或涂抹红霉素软膏，坚持使用 1 周，如果没有效果，需到医院手工辅助脱钉。

成人切记：未脱钉，禁止性生活及自慰等。

97 ▸ 传统包皮环切术后 1 个月，可吸收线仍未脱落怎么办？

传统包皮环切术通常采用可吸收线缝合，不建议使用丝线缝合。可吸收线断裂时间因人而异，一般术后 2 周左右吸收断裂。如术后 1 个月可吸收线仍未吸收断裂，可自行每晚用碘伏浸泡或涂抹红霉素软膏，坚持使用 1 周，如果没有效果，需到医院手工拆线。

成人切记：未拆线，禁止性生活及自慰等。

精索静脉曲张篇

基础知识

01 ▸ **什么是精索？精索里有些什么？**

精索是连接睾丸和附睾的索带，是睾丸的"生命线"。精索左右各一束，分别连接左右睾丸、附睾。精索起自腹股沟内环，走行于腹股沟管内，从外环口出来，然后进入阴囊，止于睾丸后缘，成年男性精索全长 11.5～15.0 cm，直径 0.5～1.0 cm。

精索组织被精索外筋膜和精索内筋膜包裹。精索外筋膜包含提睾肌、覆盖的筋膜和提睾肌动脉、静脉、神经；精索内筋膜覆盖内层，包含精索内动脉、精索内静脉和伴随的淋巴管、神经，以及输精管、输精管动脉、静脉、淋巴管和神经。输精管神经血管束与精索内神经血管束之间存在分隔间隙，有人认为两束共同被精索内精膜包裹，但也有人（Beck and Zini）认为输精管神经血管束位于精索内筋膜与精索外筋膜之间。

精索内动脉提供睾丸和附睾所需的养分，精索静脉将代谢产物运走，而输精管是传输精子的"高速公路"，输精管动脉提供输精管所需要的养分。

02 ▸ **精索的作用是什么？**

前面提到精索是睾丸和附睾的"生命线"，若没有精索输送养分、带走废物，睾丸和附睾的生存就受到影响。那精索是如何供应睾丸和附睾的呢? 首先,精索能通过提睾肌以及周围筋膜使睾丸和附睾悬吊于阴囊内,提睾肌随着外界温度变化而产生收缩或松弛。当感受外界温度高时,提睾肌就松弛,阴囊也松弛,使整个睾丸在阴囊下方,而且阴囊皮肤松弛造成散热面积增大,可帮助调节睾丸的温度。另外,精索还有一种提睾反射,当性兴奋或股内侧皮肤、阴囊受到刺激时,提睾肌反射性收缩而提升睾丸,帮助睾丸移动或精子传输。提睾反射是一种皮肤浅反射,反映支配外阴皮肤和精索的神经与腰节段神经通路情况。提睾反射减退或消失提示该神经通路有病变;反射亢进时,可见于中毒或神经官能症。

精索除了能动,更重要的是精索内动脉为睾丸和附睾提供富含养分的动脉血,精索静脉将从睾丸附睾代谢后的静脉血从下向上传送回心脏。精索静脉的回流在进入躯干前不像其他器官的静脉是单根,而是呈蔓状丛,精索蔓状静脉包绕睾丸动脉,在生理意义上可保证睾丸具有低温生精内环境,并使精索静脉维持通畅的回流。精索内的输精管是传输精子的"高速公路",输精管动脉提供输精管所需要的养分,输精管是精子传输的唯一通道,输精管梗阻就会发生梗阻性无精子症,导致不生育。

03 ▸ 精索静脉有什么特征?

精索主要由两束组成,一束是输精管束,另外一束则是血管神经束。血管神经束包含精索内动脉、精索内静脉、精索神经及淋巴管。

精索内静脉上行经腹股沟外环口,至腹股沟管,由内环入腹腔。其作用是将来自睾丸、附睾代谢后的静脉血运走,精索静脉有三大特征:①上段、下段静脉数量不一致。如同河流,上游河道分支庞杂,下游汇聚成为大河;精索内静脉外环下平均 11.1 条,至腹股沟管处平均 8.7 条,进入后腹膜则汇聚成 1 条。②左右精索静脉流入的大血管不同，如同一条流入大海、一条流入湖泊。左侧精索内静脉直角汇入左肾静脉，而右侧精索内静脉锐角汇入下腔静脉。③左右精索静脉发生疾病的概率和病因不同。正是因为左侧精索内静脉直角汇入左肾静脉，所以左侧更容易发生精索静脉曲张，表现为左侧阴囊或睾丸有坠胀感或坠痛，平卧时症状减轻或消失。检查时可在阴囊部位见到扩张的阴囊皮肤和扭曲的精索蔓状静脉丛。用手触摸可感觉到弯曲膨胀的血管团，挤压后捏瘪，但放松后又会膨出。右侧精索静脉曲张的原因则多见于腹膜后肿瘤，肿瘤压迫右侧精索静脉而产生静脉曲张。

04 ▶ 青少年的精索静脉与成人的精索静脉有何不同？

青少年正在身体发育阶段，其精索静脉也在生长发育阶段。青少年的精索静脉与成年人的精索静脉比较大的区别在于：①自内环口以下，青少年的精索内静脉比成年人血管数目更多。②青少年精索静脉呈网状结构而彼此交错，而成年人精索静脉比较独立。③青少年精索静脉的管壁较成年人精索静脉管壁要薄，血管直径明显比成年人要细小。

以上三个特征就导致青少年精索静脉曲张的手术较成年人要难做，青少年精索静脉曲张手术时会尽可能靠近内环口进行血管结扎，这个位置静脉更少、更粗，手术相对容易成功。

05 ▶ 精索静脉曲张与睾丸发育有何关系？

精索静脉曲张是否会影响睾丸发育呢（青春期精索静脉曲张影响及处理尚有争论）？通过对精索静脉曲张患者观察发现，左侧精索静脉曲张患者的左侧睾丸体积小于右侧；青少年精索静脉曲张患者在成年后，其睾丸体积小于无曲张的正常人。但并非每个精索静脉曲张的患者都会发生睾丸萎缩。

　　为什么精索静脉曲张会影响睾丸发育呢？前面提到精索静脉的作用是将来自睾丸、附睾代谢所产生的废物运送走，如同一条清洁通道，若此通道发生阻塞，运送的废物垃圾就被滞留。当精索静脉发生曲张，意味着静脉回流受阻，睾丸和附睾代谢所产生的废物垃圾就滞留在静脉血管内，随着时间的累积，所有流入静脉的血管和周围组织所产生的废物就会影响睾丸和附睾，也就可能会影响睾丸的发育。这不仅会影响生精功能，而且研究发现精索静脉曲张还会影响睾丸分泌睾酮，而睾酮水平的下降反过来又会影响精子的产生。

06　▸ 精索静脉曲张与精液质量有何关系？

　　前面说到精索静脉曲张会影响睾丸的发育，那是否会影响精液的质量呢？或者是否会影响男性的生育呢？对普通成年男性人群观察发现，约有 15% 的男性存在精索静脉曲张，而精索静脉曲张患者中约有 60% 的患者精液质量受到影响，约 30% 的患者有不育。

　　研究认为，精索静脉曲张导致阴囊内高温、缺氧、代谢废物聚集、肾毒性物质反流、氧化应激等，直接影响睾丸和附睾的发育，导致睾丸萎缩和睾酮水平的下降。从而影响精子的发生和发育，导致男性不育。阴囊温度增高可能是精索静脉曲张影响睾丸内分泌功能和精子发生的主要原因。

　　但是并非每个精索静脉曲张患者都会出现精子质量下降，甚至同一个人也不是每次精子质量都不达标。有科学家对军队招募的新兵观察发现，70% 可触及精索静脉曲张的新兵存在精液参数异常；相反，也有人观察到大部分患有明显精索静脉曲张的年轻军人精液参数正常。因此,精索静脉曲张和男性不育的因果关系尚未明确。

值得高兴的是,当给不育的精索静脉曲张患者手术治疗后,医生观察发现,75%接受精索静脉曲张手术的患者提高了精液质量和配偶怀孕率。但是医生既不能确定精索静脉曲张对精液质量影响的程度,也不能确定手术后精液质量改善的概率,也就是说医生在手术前并不清楚哪些患者手术可能受益。

07 ▸ 什么是引带静脉?

引带静脉并非解剖学名称,而是由于静脉横贯引带而得名。其实引带静脉是深静脉和浅静脉汇合形成的静脉,在睾丸尾部静脉交汇处上行并进入后阴囊静脉。Goldstein指出,结扎引带静脉可以减少精索静脉曲张手术的复发;但是,Ramasamy等发现结扎引带静脉并不能明显减少精索静脉曲张复发,并不能明显改善精液质量。Petros等报道,保留睾丸引带静脉显微结扎术治疗成人及青少年精索静脉曲张取得较好疗效。

诊断

08 ▸ 什么是精索静脉曲张？

精索静脉曲张（varicocele，VC）是一种常见的男性泌尿生殖系统疾病，实质上是精索静脉血管的病变，即精索内蔓状静脉丛的异常扩张、伸长和迂曲，患者常常由于缺乏自觉症状而得不到及时诊治，最终导致部分患者生精能力受损，是成年育龄男性不育的常见原因之一。少数患者可有立位时阴囊肿胀，阴囊局部持续或间歇坠痛感、隐痛和钝痛，可向下腹部、腹股沟区或后腰部放射，劳累或久站后及行走时症状加重，平卧休息后症状减轻或消失。

09 ▸ 精索静脉曲张的发病率如何？

精索静脉曲张的发病率随年龄而变化，在青壮年男性之中十分常见；10 岁以下儿童中的发生率不到 1%；在 10～18 岁青少年中发生率为 14%～20%，与成年男性发生率相近。男性不育症人群伴发精索静脉曲张的比例更高，在原发性不育男性中占到 30%～40%，在继发性不育男性中为 69%～81%。精索静脉曲张常见于左侧，占 77%～92%；亦可双侧发病，占 7%～22%；很少单发于右侧，约占 1%。精索静脉曲张患者的一级亲属共患病概率显著增加，约有 21.1% 父子和 36.2% 兄弟均患有精索静脉曲张。

10 ▸ 如何判定精索静脉曲张的程度？

精索静脉曲张严重程度可以分为亚临床型和临床型。亚临床型因站立位和 Valsalva(瓦尔萨尔瓦)动作检查均不能发现曲张的精索静脉，所以是根据彩超检查来判定是否存在静脉曲张，其标准是静脉管径为 1.8～2 mm，Valsalva 试验反流时间在 1～2 秒。而临床型主要是根据体格检查来判定严重程度，分为Ⅰ、Ⅱ、Ⅲ度。

Ⅰ度：指患者站立、平静呼吸时看不到曲张的静脉，但当患者做 Valsalva 动作使腹压增加的时候，可以摸到曲张的静脉。彩超检查静脉管径 2.1～2.7 mm，Valsalva 试验反流时间在 2～4 秒。

Ⅱ度：指患者站立时，看不到但可以摸到曲张的静脉团块，平卧之后曲张的团块会迅速消失。彩超检查静脉管径 2.8～3.0 mm，Valsalva 试验反流时间在 4～6 秒。

Ⅲ度：指患者站立时，阴囊表面即看见曲张的静脉团，触诊也可以摸到静脉团块。平卧之后，静脉团块消失比较缓慢甚至不消失。彩超检查静脉管径大于 3.1 mm，Valsalva 试验反流时间大于 6 秒。

11 ▸ 什么是瓦尔萨尔瓦（Valsalva）试验？

Valsalva 试验由意大利解剖学家 Antonio Maria Valsalva 于 1704 年提出而得名，具体做法是让患者最大限度吸气，然后屏住呼吸，观察和触摸双侧精索静脉。这种方法通过增加胸内压和腹压，进而影响血液循环和自主神经功能状态，是达到诊疗目的的一种临床体格检查方法。由于它在操作上具有简便、实用及无创性等优点，在临床上

沿用已久。Valsalva 试验结合彩色多普勒超声检测,能提高精索静脉
曲张的检出率及诊断的准确率,在精索静脉曲张的诊断及分级中具
有重要的实用价值。

12 ▸ 为什么会发生精索静脉曲张?

造成精索静脉曲张的因素众多,目前多数学者认定的因素有三
个:①人类的直立姿势影响精索静脉的回流;②精索内静脉周围的结
缔组织薄弱及瓣膜缺损、关闭不全或提睾肌发育不全,使静脉回流压
力增高;③左侧精索静脉行程长(较右侧长约 8 cm)并呈直角汇入左肾
静脉,血流阻力有所增加;"胡桃夹"现象:即肠系膜上动脉和主动脉
压迫左肾静脉,影响左精索内静脉回流等。

此外,肾积水、肾肿瘤、腔静脉内癌栓、异位血管压迫、腹膜后肿
瘤、盆腔巨大占位、恶性淋巴瘤、睾丸肿瘤等疾病也会引起一侧或双
侧的继发性精索静脉曲张。

13 ▸ 左侧精索静脉曲张常见的原因是什么?

精索静脉曲张左侧较右侧常见得多,可能原因有:左侧精索内静
脉行程长,呈直角汇入左肾静脉,静脉压力较大;"胡桃夹"现象:左肾
静脉在肠系膜上动脉与腹主动脉之间受压,影响左侧精索内静脉回
流,甚至导致反流;精索内静脉瓣缺如更常见于左侧(左侧约 40%,右
侧约 23%)等。

14 ▸ 右侧精索静脉曲张常见的原因是什么?

右侧精索静脉曲张的病因与左侧相似,除上文提及的以外,值得一提的是,双侧的精索静脉相互交通,曲张的左侧精索静脉也可导致右侧精索静脉曲张,目前的临床数据表明:对于中重度的左侧精索静脉曲张合并亚临床型右侧精索静脉曲张的不育男性,建议其接受双侧精索静脉结扎手术。

15 ▸ 精索静脉曲张对人体有什么危害?

精索静脉曲张危及男性健康,主要表现在四个方面。

(1)精索静脉曲张导致睾丸发育不良:睾丸发育不良是精索静脉曲张对青春期睾丸产生的最显著影响。正常儿童两侧睾丸容积相差不应超过 2 mL,考虑到青春期睾丸受性成熟影响、个体差异较大,一般以右侧睾丸容积作为正常对照。WHO通过大样本多中心研究已证实患侧的睾丸容积会减少。

(2)精索静脉曲张导致男性不育:虽然确切的机制迄今尚未完全清楚,但精索静脉曲张与精子质量异常、睾丸体积缩小、睾丸血液灌注减少及睾丸功能障碍等相关。大量的文献数据和荟萃分析表明:精索静脉曲张的不育男士在接受精索静脉结扎术后,生育力有显著改善。精索静脉曲张所致的睾丸生精功能异常是一个错综复杂的病理过程,很可能是多种因素共同作用的结果。此外,精索静脉曲张还可能损害附睾功能,影响精液质量。在成年患者中,精子发生受损主要表现为精子浓度及能动性降低,病态精子增多。通过对手术前后的睾丸组织进行活检发现,精索静脉曲张患者一系列组织学改变主要引起生殖细胞成熟障碍,包括生精上皮脱落、Leydig细胞增殖、生精小管基底膜增厚、管腔狭窄及间质纤维化等。Iafrate等发现,在精索静脉曲张患者的静脉中,纤维结缔组织渐多而滋养血管渐少,甚至缺如。上述改变在病程初期往往仅局限于左侧睾丸,随着病情的进展,最终亦累及右侧睾丸。

(3)精索静脉曲张导致疼痛:精索静脉曲张阴囊疼痛发生率为2%～10%,其发生机制尚不清楚,可能与曲张的静脉牵拉压迫神经、血液停滞在精索静脉中引起温度升高和组织缺血等有关。

(4)精索静脉曲张可影响雄激素分泌水平:虽然此论断仍存在争议,但是,有研究表明精索静脉曲张患者的血清睾酮水平降低,且精索静脉曲张结扎术可提高多数患者血清睾酮(雄激素)的水平。

16 ▸ 为什么精索静脉曲张会影响性激素水平?

精索静脉曲张影响成年男性雄激素分泌水平,可能的原因有:肾上腺素代谢产物的反流、睾丸温度过高、组织缺氧、局部睾丸激素失调和睾丸内过度灌注损伤等,进而导致睾丸内环境亚健康,睾丸分泌性激素的功能也受到影响,临床上部分病例甚至表现为睾丸体积变小。

17 ▸ 双侧精索静脉曲张是否比单侧的危害更大?

一般来说,双侧精索静脉曲张的危害比单侧要大。但临床也观察到,不同男士间个体差异显著,例如:一位男士双侧精索静脉的轻度曲张与另一位男士左侧精索静脉的重度曲张相比,临床上很难做出"双侧的危害大于单侧"的评价。随着现代超声等无创设备在临床上的广泛应用,左侧中重度同时合并右侧亚临床或Ⅰ度的双侧精索静脉曲张的病例越来越多地被发现。荟萃分析提示:手术干预双侧精索静脉曲张,即使右侧曲张的静脉是低级别或亚临床型,术后精液参数的改善率要高于仅实施左侧手术的人群。这些文献资料也部分反证:双侧精索静脉曲张的危害比单侧要大。双侧继发性病变的可能性更大。

18 ▸ 青少年精索静脉曲张是否影响睾丸发育?

研究发现,青少年精索静脉曲张可能会不同程度地影响睾丸发育,程度越重,影响的可能性越大,尤其是明显影响患侧睾丸发育的情况。原因是精索静脉曲张导致睾丸周围环境改变,睾丸受到环境的影响可表现为睾丸生长障碍、精液异常、间质细胞功能障碍以及组织学上的改变,如曲精小管增厚、间质纤维化、生精能力下降、精子成熟障碍。1982 年,Lyon 和 Marshall 等人的研究发现精索静脉曲张的患者中,有 77% 存在同侧睾丸体积减小,之后的很多研究也证实了这一点,他发现Ⅱ度精索静脉曲张中有 34.4% 存在同侧睾丸体积减小,Ⅲ度有 81.2% 出现睾丸体积减小。对于一些比较严重的精索静脉曲张的青少年患者,接受精索静脉结扎后,部分病例的睾丸生长障碍可以得到恢复。

19 ▸ 青少年精索静脉曲张是否影响阴茎发育?

青少年患有精索静脉曲张对阴茎发育的影响有争议,过去的研究一致认为青少年的精索静脉曲张并不影响阴茎的发育,2007 年的一篇文献也支持:精索静脉内径大小与阴茎长短并无相关性。最近的研究则发现精索静脉曲张可能会影响到阴茎的发育,2022 年一篇纳入 102 例青少年精索静脉曲张的临床资料显示:精索静脉曲张病变的严重程度与青少年阴茎发育具有较显著的相关性,精索静脉曲张病变越严重,青少年患者的阴茎则越短。考虑到大多数的研究并未发现青少年精索静脉曲张影响阴茎发育,所以家长不要惊慌,更不要盲目去手术。未来会有更多的临床研究数据来回答这一问题。

20 ▸ 青少年精索静脉曲张是否影响今后的生育力?

青少年精索静脉曲张的不良影响主要体现在对青春期睾丸生长发育及生精功能的影响,原因包括血液淤积、局部温度升高、毒素和代谢产物影响等综合因素。通过对精索静脉曲张患儿的睾丸进行组织学研究发现,在儿童期和青春前期,精索静脉曲张已经开始损害睾丸的生精细胞和支持细胞,且损伤的程度随着年龄的增加而加重。睾丸萎缩程度的评估是精索静脉曲张诊疗的重要方法,睾丸萎缩指数(%)=(健侧睾丸体积－患侧睾丸体积)/健侧睾丸体积×100%,当萎缩指数>15%,表示患侧睾丸发育不良或萎缩;当萎缩指数>20%,表示睾丸损伤严重,可能无法自愈,被专家共识认为是手术指征。

21 ▸ 成年人精索静脉曲张是否影响生育力?

成年男性中,约 40% 的原发性不育及 80% 的继发性不育者患有精索静脉曲张。虽然确切的致病机制迄今尚未完全清楚,但精索静脉曲张与精子质量异常、睾丸体积缩小、睾丸血液灌注减少及睾丸功能障碍等方面相关。大量的文献数据和荟萃分析表明:精索静脉曲张的不育男士在接受精索静脉结扎术后,生育力有显著改善。精索静脉曲张所致的睾丸生精功能异常是一个错综复杂的病理过程,很可能是多种因素共同作用的结果。此外,精索静脉曲张还可能损害附睾功能,影响精液质量,进而影响生育力。

22 ▸ 成年人精索静脉曲张是否影响睾丸生长?

针对男性睾丸的生长发育临床观察表明:男性在 11 岁左右开始出现血清睾酮的逐年升高,睾丸的体积即开始增大发育;15~16 岁期间,增长的速度最快;至 17~18 岁,睾丸的体积已基本和成年人相当。从这个角度上说,男性成年后出现的精索静脉曲张不影响睾丸的生长发育,但对男性生育力是有影响的,这个问题前文已经多次论述。

23 ▸ 成年人精索静脉曲张是否与睾丸疼痛有关?

成年人精索静脉曲张可导致疼痛。精索静脉曲张者阴囊内睾丸疼痛发生率为 2%~10%,其发生机制尚不清楚,可能与曲张的静脉牵拉并压迫神经、血液停滞在精索静脉中引起温度升高和组织缺血等有关。

24 ▸ 超声多普勒诊断精索静脉曲张如何分度?

彩色多普勒超声(CDFI)诊断精索静脉曲张的分度标准:按照临床及超声诊断可将精索静脉曲张分为临床型与亚临床型,其中临床型分为 3 度,参见 P62"如何判定精索静脉曲张的程度"。

25 ► 精索静脉的扩张与血液的反流是怎么回事?

精索静脉的扩张主要与直立体位、精索内静脉周围的结缔组织薄弱及提睾肌发育不全等因素相关,扩张迂曲的静脉使得血液滞留,对睾丸造成不良影响。精索静脉内血液的反流与体位改变、静脉内瓣膜缺损或关闭不全等因素相关,逆流的静脉血液进一步损害睾丸功能,影响激素分泌水平,严重者可导致阴囊疼痛或(和)男性不育。

26 ► 精液分析有几种方法?

检查精液有助于评估成年男性生育力、诊断生殖系统疾病,是泌尿外科和生殖男科必不可少的基本检查项目。精液参数的分析依赖人工计数、染色和分析,目前大多数实验室均应用精液计算机辅助分析(CASA)来完成部分精液参数的半自动化,提高分析效率。常规的精液分析一般包括:精液量、色泽、臭味、黏稠度、酸碱性、液化时间、果糖定性实验、精子总数、精子密度、精子活力、精子活率,以及精子形态学等。

27 ► 精液留样要注意什么?

采集成年男性精液样本,需要注意:①禁欲至少 2 天,最长不要超过 7 天,如果是复查,建议每次禁欲的天数应尽可能恒定;②排空膀胱;③自慰法取精时,先做手卫生,并且应用生理盐水棉球清洁龟头和尿道外口；④取精室的温度要适宜；⑤将所有精液样射入一个洁净的广口取精杯内；⑥如果是家中样本采集，或者应用避孕套采集，需要专用的避孕套，并且需记录采集的时间，并且样本保持在 20～37 ℃ 的环境当中，1 小时之内送达实验室。

28 ▸ 如何阅读精液分析报告？

人类的精液参数近年来总体上略有下降，以《人类精液检验与处理实验室手册》(第五版)为标准(表 2)，具体如下。

表 2　WHO《人类精液检验与处理实验室手册》(第五版)精液变量参考值下限

指标	参考值	第四版相关参考值
量	1.5 mL(1.4～1.7 mL)	≥2.0 mL
总精子数	39(33～46)×10⁶/一次射精	≥40×10⁶/一次射精
精子密度	15(12～16)×10⁶/mL	≥20×10⁶/mL
总活力(快速前向运动＋非快速前向运动)	40%(38%～42%)	a＋b≥50% 或 a≥25%
快速前向运动	32%(31%～34%)	
存活率(活精子)	58%(55%～63%)	≥50%
形态(正常形态)	4%(3%～4%)	≥15%
伊红染色	≪40%	≪30%
HOS	≥58%	≥60%

指标	参考值	第四版相关参考值
其他统计数据		
pH	$\geqslant 7.2$	$\geqslant 7.2$
圆形细胞	$\leqslant 5 \times 10^6/mL$	$\leqslant 5 \times 10^6/mL$
白细胞（过氧化物酶染色阳性）	$< 1.0 \times 10^6/mL$	$< 1.0 \times 10^6/mL$
MAR 试验（附着珠上的活动精子）	$< 50\%$	$< 10\%$
免疫珠试验（附着珠上的活动精子）	$< 50\%$	$< 50\%$
精浆锌	$\geqslant 2.4\,\mu mol/$一次射精	$\geqslant 2.4\,\mu mol/$一次射精
精浆果糖	$\geqslant 13\,\mu mol/$一次射精	
精浆中性葡糖苷酶	$\geqslant 20\,mU/$一次射精	$\geqslant 20\,mU/$一次射精

（1）精液量：正常成年男性一次排精为 $2\sim7\,mL$，下限为 $1.5\,mL$，第五版开始强调体积的重要性，这反映了腺体的分泌能力。推荐应用称重法估算体积。

（2）颜色：正常颜色是灰白色或略带黄色，液化后呈均质灰白色。如果精子密度非常低，会显得透明一些；如果含有红细胞，精液呈红褐色；如果患者有黄疸或服用某些维生素，精液呈黄色。

（3）臭味：由精胺氧化以后散发出来，像栗树花的特殊刺激性腥味。

（4）酸碱性：正常下限为 7.2，低于 7.0 需考虑生殖道梗阻和精囊腺发育不良。

（5）液化时间：刚刚射出的精液为胶冻状，一般室温下 15 分钟液化,若 60 分钟后仍不液化,则需做好记录。

（6）黏稠度:精液液化后,用口径约 1.5 mm 的塑料吸管或用玻璃棒缓慢地提取精液后观察形成的黏液丝的长度,长度超过 2 cm 判定为异常。

（7）果糖定性实验:精液的 70% 由精囊液组成,果糖定性实验正常值为阳性。

（8）精液活力分析:根据精子运动能力,分为 3 种类型。①运动活跃型(PR):精子运动活跃,线性运动或者在较大范围内运动。②非运动活跃型(NP):精子虽运动,但不活跃,只在较小的范围运动,或精子头部轻微移动或仅有鞭毛的摆动。③完全不动型(IM):精子完全不动。

正常精液中,总运动精子(PR+NP)的下限:40%;运动活跃型精子(PR)下限:32%。

（9）精子密度:正常的精子密度为 15×10^6/mL。少精子症是指精子密度为 1.5×10^6/mL。

（10）精子总数:正常的精子总数为 39×10^6/每次射精。

（11）精子活率:58%。

（12）正常精子形态的比例:4%。畸形精子症是指正常精子形态的比例小于 4%。

29 ▶ 如何解读 WHO 最新版（第六版）《人类精液检验与处理实验室手册》中有关精液分析的内容?

最新第六版(表3)主要的新观点可以概括以下三个方面。

（1）对于精子基础检查结果,并不存在明确的判断标准值;我们可以从分布数据中看到精子参数在可育男性中的位置。

表 3　WHO 最新版精液分析人群数据

指标	N	第 2.5 百分位数	第 5 百分位数	第 5 百分位数 (95% CI)	第 10 百分位数	第 25 百分位数	第 50 百分位数	第 75 百分位数	第 90 百分位数	第 95 百分位数	第 97.5 百分位数
精液量(mL)	3 586	1	1.4	1.3~1.5	1.8	2.3	3	4.2	5.5	6.2	6.9
精子浓度(10^6/mL)	3 587	11	16	15~18	22	36	66	110	166	208	254
总精子数(10^6/射精)	3 584	29	39	35~40	58	108	210	363	561	701	865
总运动度(PR+ NP,%)	3 488	35	42	40~43	47	55	64	73	83	90	92
前向运动度(PR,%)	3 389	24	30	29~31	36	45	55	63	71	77	81
非前向运动(NP,%)	3 387	1	1	(1~1)	2	4	8	15	26	32	38
不动精子(IM,%)	2 800	15	20	19~20	23	30	37	45	53	58	65
活力(%)	1 337	45	54	50~56	60	69	78	88	95	97	98
正常形态(%)	3 335	3	4	3.9~4.0	5	8	14	23	32	39	45

（2）修正第五版精子运动分级系统，肯定快速运动度的价值。

（3）精子 DNA 碎片化检测成为评估男性生育力的重要补充。

30 ▸ 精索静脉曲张评估有何新方法和进展？

除了彩色多普勒超声检查作为精索静脉曲张首选的检测方法之外，还有其他几种方法。

（1）超声测定睾丸容积法：被公认为目前测量睾丸体积最准确的方法。绝大多数学者认为，精索静脉曲张越严重，患者的睾丸容积越小[睾丸容积计算公式为：睾丸容积（mL）＝睾丸长度（mm）×宽度（mm）×厚度（mm）×0.521]。

（2）无创性红外线阴囊测温法：研究表明，阴囊局部温度的高低与精索静脉曲张的程度呈正比，需要注意的是该方法受周围组织及环境温度影响较大。

（3）精索静脉造影：是确诊静脉逆流的可靠方法，但由于此检查属于有创检查，技术要求高。造影结果可分为三级：轻度为造影剂在精索内静脉内逆流长度达 5 cm；中度为造影剂逆流至第 4～5 腰椎水平；重度为造影剂逆流至阴囊内。

31 ▸ 精索静脉曲张的疼痛有何特征？

精索静脉曲张导致静脉血液淤积在患侧或双侧，由此引发的疼痛的特点为患侧或双侧阴囊部位坠胀性疼痛，同时多伴有阴囊皮肤温度增高、阴囊皮肤潮热多汗。值得一提的是，精索静脉网与盆腔血管之间存在广泛的交通支，严重的精索静脉曲张可影响输精管静脉、引带静脉及前列腺周围的静脉丛，故此，中、重度的精索静脉曲张引发的疼痛范围不仅仅局限于阴囊和精索走行路径,隐痛不适也会表现于会阴部、盆腔甚至腰背部等。

32 ▸ 精索静脉曲张的疼痛与睾丸疼痛如何区分?

精索静脉曲张与睾丸附睾疾病引起的疼痛均可表现为阴囊局部不适、坠胀或隐痛,可放射至下腹部、会阴部。临床上区分的主要方法有:①改变体位,由站立位转变为仰卧位时,精索静脉曲张的疼痛往往减轻或缓解。②提拉睾丸,向下轻轻提拉睾丸往往诱发睾丸本身病变的疼痛加重,尤其在睾丸附睾炎、睾丸扭转等因素引起睾丸疼痛时。③局部神经阻滞:顽固性的睾丸疾病性疼痛,应用药物阻滞精索内的神经往往可以即刻缓解,但由原发性精索静脉曲张导致静脉血液淤积引发的疼痛,缓解比率相对较低。

治疗

33 ▸ **哪种人需要接受精索静脉结扎手术？**

近年来主流观点认为，精索静脉曲张是一个进展性疾患，应该积极处理。以下人群需要考虑手术干预：①中重度的精索静脉曲张及其伴随症状显著，且伴随症状与精索静脉曲张存在显著相关者。②男性不育症有生育需求，同时伴有精索静脉曲张者。③已婚、已育男士血清雄性激素降低，且有意愿接受手术治疗者。可见，并非发现精索静脉曲张就要手术，而是在诊断精索静脉曲张，同时合并疼痛或不育或雄激素缺乏时，方考虑手术。

此外，青少年的精索静脉曲张手术治疗指征一直有很大的争议，目前公认需要手术干预的情况详见 49 问。

34 ▸ **哪种人不能给予精索静脉结扎手术？**

不建议做手术的有以下 5 种情况：①轻度精索静脉曲张，且无临床症状或轻微者。②未婚未育男士有轻度精索静脉曲张但精液分析指标正常者；已婚已育男士虽有轻度不适但雄性激素水平正常且主观上不愿接受手术治疗者。③继发性精索静脉曲张拟解除原发致病因素之前。④阴囊部位疼痛伴发精索静脉曲张，但医生判断疼痛症状与精索静脉曲张无相关性者。⑤过度期许接受精索静脉曲张手术疗效者等。

35 ▸ 精索静脉曲张的治疗方法有哪些？

治疗方法分为非手术方法和手术方法。非手术治疗方法包括药物治疗和一般治疗。

36 · ▸ 精索静脉曲张可以药物治疗吗？

轻度精索静脉曲张、阴囊坠痛等症状不明显且精液质量稍有下降者，临床上可选用药物治疗。补充维生素 E 可减少氧自由基对机体的损伤，增加精子活力和数量；锌元素可抗氧化及恢复组织细胞功能，补充锌（如口服葡萄糖酸锌或甘草锌胶囊）能提高精子质量及患者配偶的受孕率；血管舒缓素即胰激肽原酶，可通过扩张血管及激活纤溶酶，降低血黏度、改善微循环障碍，从而有效改善精索静脉曲张；伴有精索静脉炎症可选用敏感抗生素类药物等。此外，中医、中药也应用于临床：中医并无"精索静脉曲张"这一病名，认为该病是因脉络畸形扭曲致瘀血积滞、气血失和，故睾丸失养、精液无所生而致不育，因此，中医治疗主要集中在调节男性生育力方面，多选用补肾固精、温补肾阳、活血化瘀药物治疗，以提高精子活力、促进精液分泌。

37 ▸ 什么情况下建议药物治疗？

轻度精索静脉曲张、阴囊坠痛等症状不明显且精液质量稍有下降者，临床上可选用药物治疗、中药或混合采用多种药物治疗。药物主要通过促进精子成熟、改善精液质量或扩张精索血管发挥作用，并未根本解决精索静脉曲张的病症,因此在收缩精索静脉方面稍逊一筹,部分病例整体疗效往往不够理想。

38 ▸ 什么情况下不建议药物治疗?

不建议药物治疗的原则是医生评估药物治疗无效,需要手术治疗才能解决问题时。如轻、中度精索静脉曲张但症状明显者,精液质量异常者,或睾丸缩小、质地变软者,以及重度精索静脉曲张的患者,治疗原则以手术治疗为主。此外,若患者拒绝药物,也不必勉为其难。

39 ▸ 精索静脉曲张手术治疗方法有几种?

手术术式包括:传统开放手术(Mamar 术式、Ivanissvich 术式和 Palomo 术式)、腹腔镜、机器人下精索静脉高位结扎术、精索内静脉栓塞术、显微精索静脉结扎术等。

40 ▸ 精索静脉曲张栓塞治疗效果如何?

介入栓塞手术治疗原发性精索静脉曲张是一种安全有效的方法,栓塞治疗采用经皮穿刺插管方式,经股静脉、颈静脉或肱静脉途径,选择性插管至精索静脉,使用弹簧圈(或同时使用泡沫硬化剂)闭塞精索静脉主干,阻断血流反流。栓塞治疗创伤微小、复发率低,为治疗精索静脉曲张提供了替代传统外科手术治疗的方法,某些国家和地区已成为首选的治疗方法。术前需注意要排除继发性导致精索静脉曲张的因素,如胡桃夹综合征等。

41 ▸ 如何选择精索静脉曲张的手术方法？

治疗精索静脉曲张的手术术式众多,术式间的比较主要考量:创伤大小、术后复发比率、并发症比率、生育力改善程度、医疗花费等因素,同时需兼顾硬件设备和专业医生的专业技能水平等指标。传统开放手术(Mamar 术式、Ivanissvich 术式和 Palomo 术式)由于存在切口大、疼痛重、恢复久等不足,近年来已逐渐被腹腔镜下精索静脉高位结扎术、显微精索静脉结扎术所取代。

42 ▸ 腹腔镜下精索静脉结扎术的优点和缺点有哪些？

随着腹腔镜技术在泌尿外科的普及,腹腔镜下精索静脉高位结扎术临床应用广泛。与开放手术相比,其具有创伤小、疼痛少、术后恢复快等优点,尤其适用于双侧手术的男士。近年来,隐瘢痕术式和单孔腹腔镜进一步减少了手术的切口数量和创伤。当然,腹腔镜手术也有其劣势,比如说:①需要全身麻醉;②需要特殊器械,增加医疗费用;③对医生的手术技巧要求高,尤其是腹腔镜下的缝合技巧;④无触觉;⑤术中气腹可能导致皮下气肿等。

43 ▸ 传统的精索静脉高位结扎术的优点和缺点有哪些？

随着近年来腔镜技术的普及,传统开放精索静脉高位结扎手术的比例不断下降。

传统开放手术的优势有：①无需特殊器械；②手术时间短；③与腹腔镜相比较，避免进入腹腔；④医疗费用低。

传统开放手术的不足之处：①创伤相对较大；②疼痛时间长；③辨识睾丸动脉和淋巴管相对困难，漏扎静脉的概率稍高；④术后淋巴水肿的概率大。

44 ▸ 显微镜下精索静脉结扎术的优点和缺点有哪些？

显微镜下精索静脉结扎术可以辨识睾丸动脉、淋巴管和管径较小的静脉，术后并发症低，并且在精液参数改善、受孕率方面的综合评估优于其他术式，现阶段已成为精索静脉结扎术的主流术式。不足之处有：需要大型手术显微镜及特殊的术中超声设备；医生需经过专项培训，学习曲线较长；医疗花费相对较高等。

45 ▸ 机器人精索静脉结扎术的优点和缺点有哪些？

机器人作为腹腔镜技术领域的顶级设备，近年来逐渐进入泌尿外科领域，作为先进的腹腔镜设备的代表，机器人精索静脉结扎同样具有腹腔镜术式的一些优点。

但是，机器人的灵活性和操作稳定性的优势更多体现在狭小术野空间的分离和缝合，针对精索静脉结扎术这样一个可以在体表完成的精细手术来说，笔者认为应用机器人手术是弊大于利的，原因如下：①手术时间延长；②效价比低；③目前尚无针对机器人平台开发的显微器械；④无触觉和力觉反馈，手术安全性低；⑤医生需专项培训等。

46 ▸ 结扎部位不同，疗效有何差异？

鉴于精索静脉越靠近睾丸，分支越多，不同的术式结扎平面不同，意味着结扎的精索静脉支数不同，效果也有轻微的差异。腹腔镜精索静脉结扎术的平面相对高一些，其复发率不超过 2%，但有 5% ～ 8% 的患者术后发生鞘膜积液。显微镜精索静脉结扎术的平面相对低一些，现有的文献数据证实：外环下显微镜精索静脉结扎术的睾丸鞘膜积液发生率仅 0.6%、复发率仅 0.8%，而自然受孕率达 42.8%，优于其他手术方式。

47 ▸ 精索静脉结扎手术有哪些风险？

精索静脉曲张结扎术，无论是应用腹腔镜还是显微镜实施手术，虽然术中、术后出现并发症的概率很低，但仍有一定的风险。如术中可能误伤精索动脉，导致睾丸血供减低，严重者甚至出现睾丸萎缩；漏扎静脉或静脉分支导致术后仍旧可见曲张静脉或精液治疗难以改善；皮下气肿，腹腔内脏器损伤（腹腔镜术式）；输精管损伤等；术后可能复发；出血；鞘膜积液；伤口感染开裂等。

48 ▸ 青少年精索静脉曲张是早做还是晚做好？

目前尚无定论。是否在青春期对患有精索静脉曲张者进行手术治疗一直存在争议，目前仍没有证据表明精索静脉曲张的青少年在青春期前接受手术治疗比成年后手术能得到更好的结果，青春期前精索静脉曲张的筛查和治疗并不会提高成人后的生育机会,因此应严格掌握精索静脉曲张青少年手术的指征。

目前的专家共识认为:①合并睾丸发育滞后者(患侧比健侧体积减小20%或2 mL以上);②与同等Tanner分级的正常睾丸容量相比,双侧睾丸总容量显著减小者;睾丸同时存在影响生育力的情况;③双侧可扪及的精索静脉曲张;④外阴Tanner V级且多次精液异常的青少年;⑤引起严重疼痛,导致身心不适的重度精索静脉曲张等。

49 ▸ 青少年精索静脉曲张什么情况下手术最佳?

问48中的专家共识已经论述了哪些情况下需要相对积极的手术干预,一旦发现或体检证实了上述的情况,在青少年监护人知情同意的状态下,推荐尽早手术治疗。

50 ▸ 显微镜下精索静脉结扎术是如何发展起来的?

早在1992年,Marc Goldstein团队报道了显微镜下精索静脉结扎术这一新的手术方式;1993年,Jeffrey I. Gorelick和Marc Goldstein的临床医学研究证实:精索静脉曲张是继发性不育的因素之一。随后,大量的临床证据表明:显微镜下精索静脉结扎术可以更好地保护动脉和淋巴管,减少复发概率,并且与高位结扎的术式一样,有助于保护和提高男性的生育力。显微镜下精索静脉结扎术还可以有助于减少精子DNA碎片率。

51 ▸ 显微镜下精索静脉结扎术较其他手术有何优势？

如问 46 所述,显微镜下精索静脉结扎术可以更好地保护精索内的动脉和淋巴管,较低位的手术平面有助于减少精索静脉曲张复发概率,并且与高位结扎的术式一样,有助于保护和提高男性的生育力。目前已成为精索静脉结扎术的主流术式。

52 ▸ 手术中如何避免误扎精索内动脉？

显微镜下精索静脉结扎术作为精索静脉结扎术的主流术式,其较为主要的优势就在于可以更好地保护精索内的动脉。术中确定或者排除精索内的各条动脉,尤其是鉴别精索内动脉,可以通过:①术中用微小多普勒超声仪;②显微镜下观察动脉的搏动;③显微镜下观察血管内血液的颜色和血管的饱满程度;④局部应用适量扩血管药物;⑤显微镜下抬举血管,观察血管内血流是否有搏动性的潮汐变化等。

53 ▸ 手术时是否需要结扎引带静脉？

显微镜下精索静脉结扎术中,是否需要将睾丸拖出伤口,将睾丸引带静脉一并结扎,在现阶段仍有争议。目前尚无前瞻性大样本的临床数据支持这一做法。笔者个人的理解:对于中、重度的精索静脉曲张,以及术中明确引带静脉存在增粗或曲张者,建议结扎,目前有限的数据认为这并不增加术后鞘膜积液的概率,且改善术后阴囊的外观。

54 ▸ 手术时精索外静脉是否需要结扎？

精索内静脉和精索外静脉存在一定的交通，当精索内静脉曲张到一定的程度，会进一步影响精索外静脉的管径，精索外静脉曲张后可导致阴囊上肉眼可见的迂曲的静脉更为明显，故此，对于中、重度的精索静脉曲张，术前体检明确精索外静脉已存在病变者，建议手术中将精索外静脉一并结扎。

55 ▸ 双侧精索静脉曲张要做双侧的手术吗？

人体双侧的精索静脉相互交通，左侧精索静脉曲张也可导致右侧精索静脉曲张，目前的临床数据表明：对于中重度的左侧精索静脉曲张合并亚临床型右侧精索静脉曲张的不育男性，建议其接受双侧的精索静脉结扎手术，进而提高男性的生育力。

56 ▸ 双侧精索静脉曲张，一侧疼痛，一侧不痛，治疗策略如何选择？

因疼痛症状寻求手术治疗的精索静脉曲张男士，在术前，需要明确疼痛和精索静脉曲张的相关性，两者相关性高，执行疼痛侧的手术是可以缓解局部疼痛的。不痛的一侧是否需要手术，考量的因素主要有：①曲张的程度，中、重度的静脉曲张，建议手术结扎，避免未来可能的疾病进展引发疼痛等不适；②生育力状况和生育需求，明确有生育的需求，但精液质量未达标或基本达标者，推荐双侧手术。

术后注意事项

57 ▸ **手术后精液质量可以得到提升吗?**

众多的文献支持:无论是高位的还是低位的精索内静脉结扎手术,均可以不同程度地改善男士生育力:精液质量改善率为 50% ～ 80%;改善精子 DNA 碎片率;少部分无精症的男士术后的精液中可出现精子。

58 ▸ **手术后疼痛可以得到缓解吗?**

精索静脉曲张可导致患侧的阴囊甚至会阴区域的疼痛不适,具体表现多种多样。因疼痛要求给予精索静脉结扎术前,最为关键的是鉴别诊断,即需要明确疼痛症状是由于(主要是由于)曲张的精索静脉导致或诱发的。明确了疼痛和精索静脉曲张的相关性后,执行此手术可以缓解局部疼痛。

59 ▸ **手术后多久伤口可以愈合?**

无论是采用腹腔镜,还是应用显微镜的精索静脉曲张结扎术,切口均在下腹部,或者阴囊的上部,术后 7～9 天,伤口即可愈合。

60 ▸ 手术后多久疼痛可以缓解？

由精索静脉曲张导致的患侧的阴囊会阴区域的疼痛,在执行了精索静脉曲张结扎术后,2～3个月疼痛症状会缓解,甚至完全消失。由手术切口导致的疼痛,术后3～5天即可显著减轻,伤口愈合后即可消失;极少部分男士术后伤口区域出现顽固性的疼痛,可能是由于可吸收缝线牵拉或者干扰了皮下的神经末梢,待可吸收缝线完全吸收,此类疼痛也随之消失。

61 ▸ 手术除了改善精液质量，还能提升雄激素水平吗？

既往众多的文献证实:无论是高位的还是低位的精索内静脉结扎手术,均可以不同程度改善男士生育力。早在1995年就发现,不育男性接受精索内静脉结扎术后可改善其雄激素的水平。手术结扎了精索内静脉系统,改善了睾丸生精的内环境,提高了睾丸支持细胞和间质细胞的功能,进而提高了血清的雄激素水平。

62 ▸ 手术后多久适合做精液分析？

人类睾丸中生精上皮内,由生精干细胞增殖分化发展成为精子,一般需要70天左右,再加上精子在附睾内的存储成熟及最终排出体外的时间,临床上一般建议男士在术后3个月复查精液。并且,在伤口恢复、复查之前的这段时间内,建议男士规律性活动,并不建议禁欲 3 个月的做法。

63 ▸ 手术后多久适合检查性激素水平？

手术过程中挤压牵出睾丸(需要拖出睾丸结扎引带静脉时)，对睾丸的内分泌会有一定的影响。手术后，睾丸支持细胞和间质细胞功能的改善和提高同样需要时间，临床上一般建议男士术后 3 个月，在复查精液的同时，检测血清性激素水平。

64 ▸ 手术后是否需要超声多普勒检查评估曲张静脉？

超声多普勒检查评估精索静脉，是判别是否存在曲张、有无血液反流及临床分度的主要手段。在术后随访期间，超声多普勒检查同样重要，它可以判别有无静脉网漏扎、有无主要动脉的损伤，评价术后是否还存在血液的反流及远期有无复发等。

65 ▸ 精索静脉曲张手术后会复发吗？

精索静脉曲张手术存在一定的复发率。既往文献数据支持：精索静脉的复发与手术方式相关，传统开放术式、血管介入栓塞治疗、腹腔镜手术和显微镜下的精索静脉曲张结扎手术的复发概率分别为 14.97% 、12.70% 、4.3% 和 1.05% 。复发的主要原因可能为精索内静脉网的漏扎、精索外静脉的漏扎以及存在静脉梗阻性的病变。

66 ▸ 精索静脉曲张手术后复发怎么处理？

精索静脉曲张术后复发，首先要排除是否存在静脉梗阻性病变，进而继发性导致精索静脉再次曲张。如果考虑静脉漏扎因素导致复发，那么根据患者主观意愿、生育力状况、既往手术方式等因素综合考虑是否再次手术干预；如果既往手术方式为传统开放术式或者腹腔镜手术，那么可以考虑选择显微精索静脉曲张结扎手术；如果既往选择了显微精索静脉曲张结扎手术，那么可以考虑血管介入栓塞治疗。无论选择何种术式，术前明确第一次手术是否有效保护了精索内动脉是十分关键的，再次手术对术者手术操作的要求也相对较高。

67 ▸ 手术后睾丸体积会有变化吗？

接受精索静脉曲张结扎手术后，术侧睾丸的体积并不会有显著的增大或缩小。但是，有些患者观察到其手术侧的阴囊会变大。术后一过性的阴囊肿大可能与局部淋巴水肿、伤口积血积液、腹腔镜操作注入气体残留等因素有关；术后远期的阴囊肿大可能是淋巴回流障碍导致的睾丸鞘膜积液。无论是一过性还是迟发性的术后阴囊肿大，均需要及时复诊，及时处理。

68 ▸ 手术后精液质量未见提升，怎么办？

精索静脉曲张是影响男士精液质量的重要因素，但不是唯一的因素。手术后经过 2～3 次精液分析，精液质量不改善，说明导致精液质量下降的主要因素可能并不是精索静脉曲张,此时需要和您的主诊医师充分讨论,继续共同找出影响精液质量的其他因素,并进一步治疗。

69 ▸ 手术后仍旧睾丸胀痛,怎么办?

精索静脉曲张会导致男士睾丸胀痛,但不是导致睾丸胀痛的唯一因素。精索静脉曲张阴囊内睾丸疼痛发生率为 2% ~ 10%,其发生机制尚不清楚,可能与曲张的静脉牵拉压迫神经、血液停滞在精索静脉中引起温度升高和组织缺血等有关。术后伤口康复后,睾丸涨痛仍存在,那么说明导致睾丸涨痛的主要因素可能并不是精索静脉曲张,此时也需要和主诊医师充分讨论,共同找出导致疼痛的其他因素,进而进一步治疗。

70 ▸ 手术后雄激素仍旧低下,是否能补充雄激素?

临床研究显示,不育患者接受精索静脉曲张手术可以提高外周血中睾酮(雄激素)水平。但是,精索静脉曲张不是导致男士雄激素低下的唯一因素。手术后睾酮水平没有提升,首先需要与主诊医师充分讨论,共同找出低睾酮的其他原因。如果仍然诊断为迟发性性腺功能减退或者其他雄激素分泌不足的疾病,在充分认知雄激素补充疗法的获益和风险之后,在专业医生指导下补充雄激素是安全的。

［1］陈方,潮敏,姜大朋,等.青少年精索静脉曲张诊治中国小儿泌尿外科专家共识［J］.中华小儿外科杂志,2020(9):777-783.

［2］韩精超,白焱,张继伟,等.包皮环切术对成年包茎患者性功能的影响［J］.中国性科学,2015(5):8-9.

［3］Li P S,Barone M A.商环男性包皮环切术手术指南［M］.上海:上海科学技术出版社,2019.

［4］李铮,陈向锋,夏术阶.精索静脉曲张诊疗指南［M］.北京:中国医药科技出版社,2016.

［5］孙会振,吕逸清,黄轶晨.包皮鼓起对学龄前包茎儿童尿流率的影响［J］.临床小儿外科杂志,2020,19(11):987-990.

［6］王存同.国内外成人阴茎长度及周长的系统分析与比较研究［J］.中国性科学,2020,29(9):143-148.

［7］Dave S,Afshar K,Braga L H,et al. Canadian Urological Association guideline on the care of the normal foreskin and neonatal circumcision in Canadian infants(full version)［J］. Can Urol Assoc J,2018,12(2):E76-E99.

［8］Johnson M,McNeillis V,Gutbier J,et al. Differences in polysomnographic,nocturnal penile tumescence and penile doppler ultrasound findings in men with stuttering priapism and sleep-related painful erections［J］. Int J Impot Res,2022,34(6):603-609.

［9］Lee S H,Koh K S,Song W C. Macro/microscopic distribution of the dorsal nerve of penis in human glans penis［J］. J Anat,2020,237(5):849-853.

[10] Lindhard K, Rix M, Heaf J G, et al. Effect of far infrared therapy on arteriovenous fistula maturation, survival and stenosis in hemodialysis patients, a randomized, controlled clinical trial: the FAITH on fistula trial [J]. BMC Nephrol, 2021,22(1):283.

[11] Morris B J, Kennedy S E, Wodak A D, et al. Early infant male circumcision: Systematic review, risk-benefit analysis, and progress in policy [J]. World J Clin Pediatr, 2017,6(1):89 - 102.

[12] Morris B J, Matthews J G, Krieger J N. Prevalence of phimosis in males of all ages: Systematic review [J]. Urology, 2020,135:124 - 132.

[13] Ni Y, Yang X, Cui J, et al. Combined microwave ablation and antiangiogenic therapy to increase local efficacy [J]. Minim Invasive Ther Allied Technol, 2020,29(2):107 - 113.

[14] Radmayr C. EAU guidelines on paediatric urology Arnhem [M]. The Netherlands: EAU Guidelines Office, 2022:11 - 12.

[15] Shabanzadeh D M, Clausen S, Maigaard K, et al. Male circumcision complications - A systematic review, meta-analysis and meta-regression [J]. Urology, 2021,152:25 - 34.

[16] WHO. WHO laboratory manual for the examination and processing of human semen [M]. 6th edition. Geneva: World Health Organization, 2021.

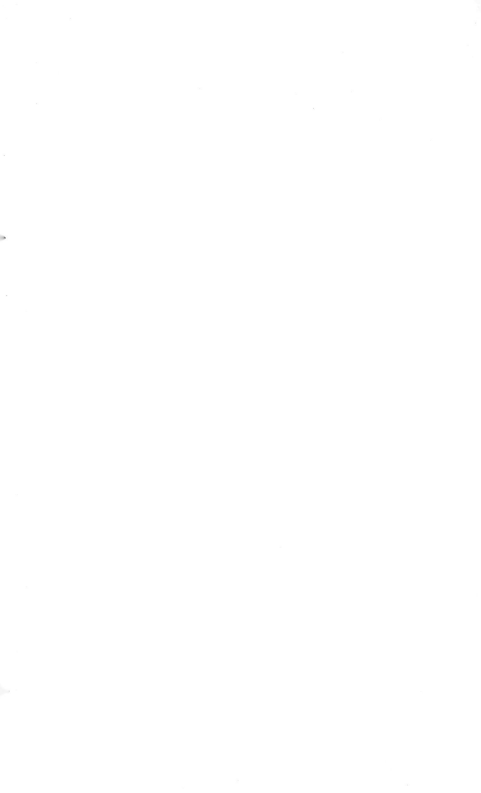